自伝による美杉会グループの歩み

地域の医療と介護の未来へ

佐藤眞杉

日本医療企画

はじめに

平成30年の4月ごろに、私ども美杉会グループの職員の一部から、「理事長と美杉会グループの来歴について知りたい。ついては自分史を語ってもらえないか」という要請があった。「ライターがまとめるので話すだけで良い」とのことだった。

自分について語るのは面映ゆいので、一旦は断ったが、思い直した。

同年7月上旬から9月下旬まで、8回にわたり、私の幼少時から美杉会グループの現在までの主な出来事について、率直に話した。

私の人生には大きな節目が五つある。「大学受験」「空手道」「研究」「開業」「病院協会の役員」である。それぞれ全力を傾けて取り組んだ試練であった。第二部から第六部までの表題として掲げた。

文章化して提出されたものについては、文体に対する私のこだわりもあって、一から手を加えざるを得ず、年内の私の主な仕事になった。

文中の同級生は皆、私の師とも言うべき人たちだが、先生という敬称を用いず、〝君〟づけにした。了解を得たい。

ナースについては、２００１（平成13）年12月の保健師助産師看護師法改正により「婦・士」から「師」へ資格名称が変更されているが、名称は当時のままとした。

秘書の小椋香織さんは国語に明るく、私の細かな書き直しに根気良く付き合い、時に適切なアドヴァイスをしてくれた。謝意を表したい。

私の今日があるのは、同級生を始め、諸先輩、諸兄姉のおかげである。改めて厚く感謝申し上げる。

２０１９（平成31）年　１月

目次

『第三部　京都大学空手道部』

『第四部　研究室時代』

少年の頃

第一部

第1章　生い立ち

■家庭の様子

私、佐藤眞杉は1936（昭和11）年5月2日に、父佐藤光二《みつじ》［1908（明治41）年7月10日生まれ］、母佐藤房子［1913（大正2）年8月20日生まれ］の長男として、静岡県清水市入江町に生まれた。清水市は現在都市再編で、静岡市清水区になっている。祖父佐藤藤次郎はすでに亡く、後妻の佐藤ひさが一緒に暮らしていた。唯一の兄妹は佐藤七美［1937（昭和12）年9月12日生まれ］である。

妹は少々落ち着きのない性格で、写真撮影の際はいつも一悶着あった。当時の写真は撮影時に数秒間の静止を必要としたが、妹は手などを動かし、撮影がはかどらなかった。母が叱ったりなだめたりしても効果はなく、私も面白くなかった。

下の写真は清水市郊外の狐ヶ崎遊園地でのもの

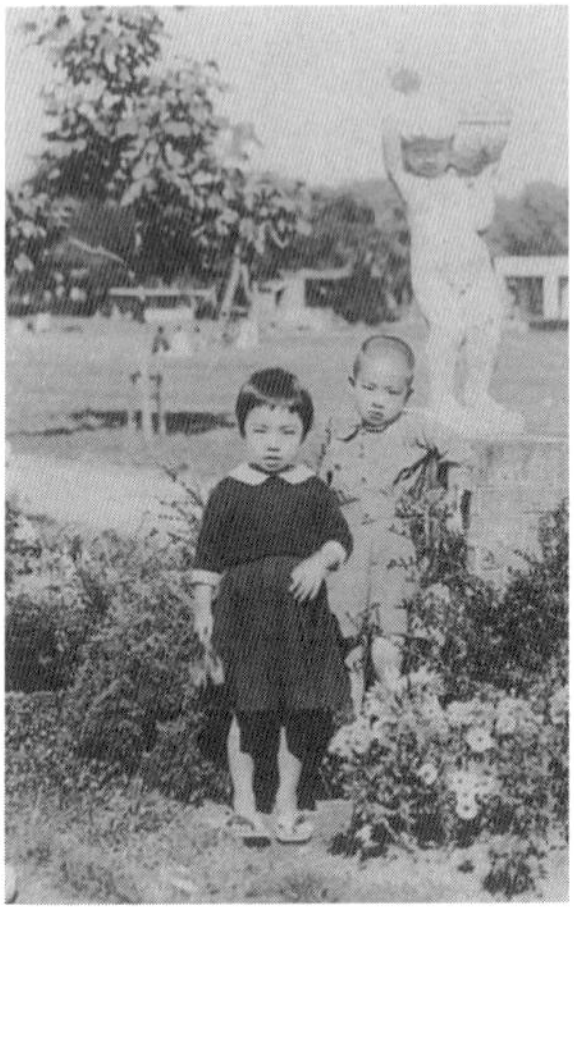

で、妹の持つ花は揺れているし、私は内心イライラして不機嫌な顔をしている。同様の次第で、左の写真では母の眉はつり上がっている。母は本来、なかなかの美人なのである。

父は高等小学校卒業で会社員、母は小学校卒業、家は貸家で庶民的で質素な家庭だった。父は口やかましく、しつけのつもりか、日常のささいな事柄についても私たちに細かく注意したが、父自身は自ら定めた掟を守らないことが多かった。これは幼い私にとても深刻な影響を与えた。万事に白紙状態の幼児は、「物事の判断の基準をどこに置いたら良いのか」と大変困惑したのである。自分なりに一生懸命考えるしかなかった。私の悩みは次頁の当時の写真の表情にも端的に表れている。

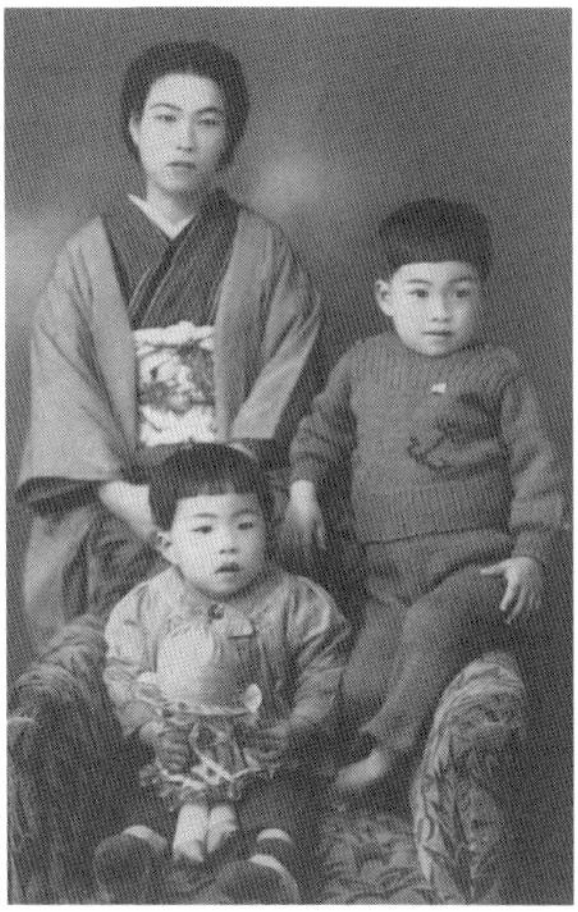

母は小学校卒業ながら、若い頃は文学少女で、文学サークルに入って詩作などをしていたようである。当時の女流作家・真杉静枝に憧れ、「眞杉」を私の名前につけたという。静枝の著作は30ばかりあるが、愛人との自殺未遂や、武者小路実篤、菊池寛、中山義秀などとの恋愛や結婚が伝え

られている。

■養育に熱心だった母

母は私の養育に熱心で、離乳食にシラスを使った際、消化を心配してシラスの頭を取り除いて与え、人に笑われたという。

また、幼い頃から本を読めと勧められた。小学校入学時に買い与えられた「科学の本」は、かなりヴォリュームのあるものであったが、少年向きに平易に書かれていて、私はこれをコツコツ読み、この本によって科学への目が開かれたように思う。家には、処世訓などを集めたイラスト入りの、やはり大部の本があった。今も印象に残っているものをいくつかあげてみると、「青鷹も魚を見ずば聖者

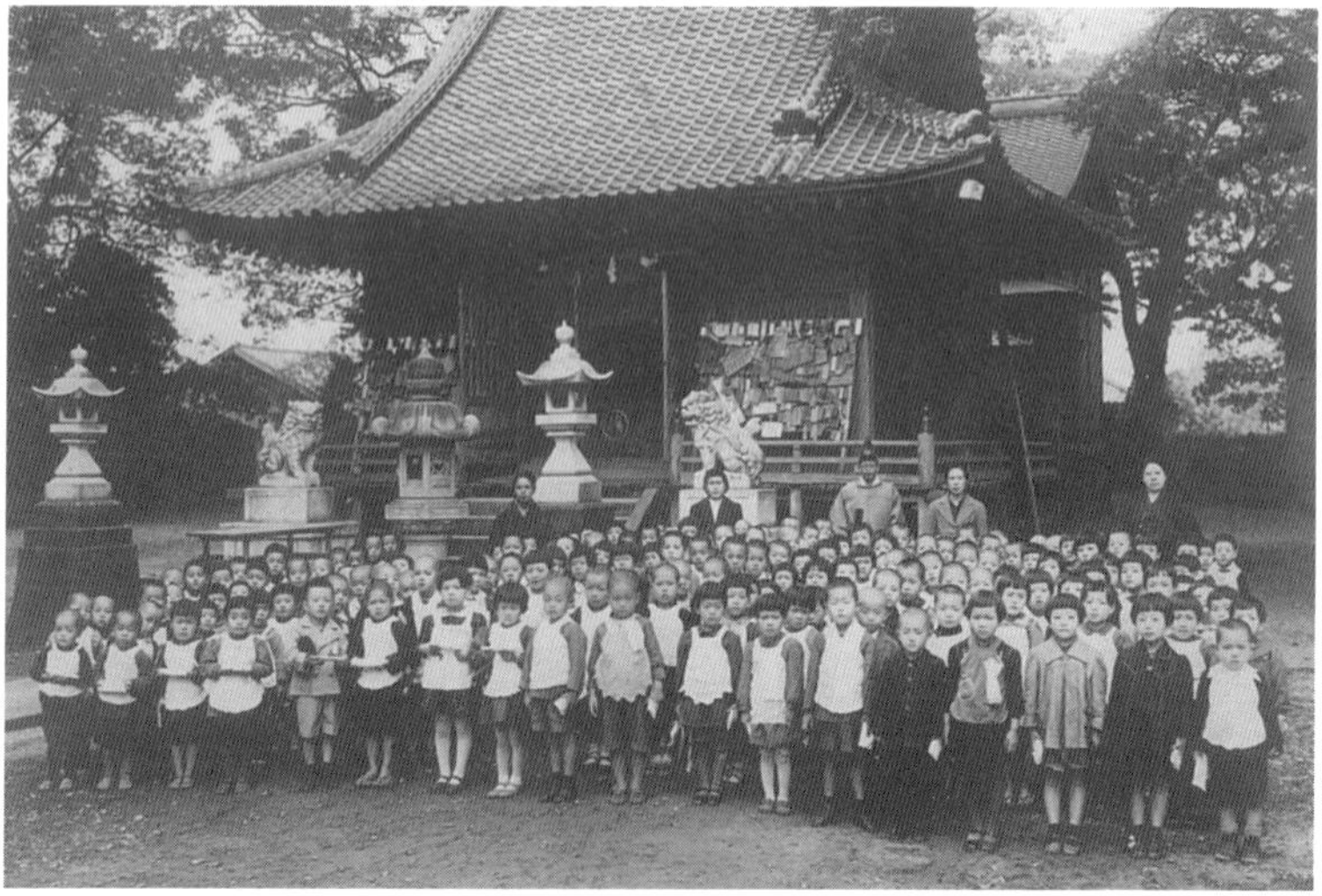

前列中央、女児の向かって左隣の背が高いのが私。真剣で固い表情をしている

の如し」「口は利けど一度死なぬ武士《さむらい》はまさかの時に逃げつ隠れつ」「フクロウは己の子をもっとも美なりと思う」「あゝ月が雲に隠れた」という地上の人々に飛行機乗りが雲上に出て、「月はもとよりあるのだ」等がある。なかには、「女は髪長くして智恵短し（ただしそれは昔のこと）」などというユーモアもあった。

■母の三つの教え

母が常に私に特に注意していたことが三つある。一つは、読書する時は紙面から30㎝以上目を離し、近視にならないよう目を大事にすること。二つめは、食物は良く噛むこと。三つめは、お金や電車のつり革などは不潔なものだから不必要に触らないようにというものである。振り返ってみると、いずれも私の健康保持・増進に役立つものばかりだった。

視力は高校まで1・5だったが、浪人時代に、「世に名高いキリスト教の聖書はどのようなものだろう」と分厚くて細かい活字の本に取り組み、ある夜、気がついたら満月の縁が二重に見えていた。

食べ物を良く噛むことは健康保持の必要条件であると実感していて、家内や子供たちにも時々注意している。

電車に乗る時は、いまだにつり革を持たないようにしている。つり革を持たないと電車の振動に合わせて足腰をかなり微妙に動かして調整する必要があるので、運動不足解消の一助にもなっているようである。

■赤ん坊の時から外で遊んでいた

私は幼い頃から、じっと動かずにいるのが耐えられない性分で、入浴や床屋に行くのを嫌がった。現在でも「あなたのはカラスの行水ね」と家内に冷やかされるし、髪が薄くなってきたのを機会に、30年来床屋さんにはご無沙汰である。

母の思い出話の一つに、四つん這いの時代から外で遊んでいて、ある時、ドブから大きなミミズを数匹引っぱり出し、並べて遊んでいるのを見て驚いたというものがある。そのような反面、祖母ひさは、「眞杉ちゃんはおっとりしているね」としばしば言っていたという。

■一年間の支那（当時）生活［1939〜1940（昭和14〜15）年］

父が満鉄（満州鉄道）に雇用され、一家で支那の青島《チンタオ》に渡った。治安は芳しくなく、朝盗まれた靴が、夕方にはショートル市場（盗人市場）に並んでいることもあった。私の家ではお手伝いさんにクーニャン（姑娘：若い娘）を雇っていた。クーニャンに背負われていると気持ちが良かった。衛生状態も劣悪だったようで、間もなく私がチフス、妹が赤痢に罹り、父を残して母子は早々に日本へ引き揚げた。対米関係が険悪になり、戦争の気配を察して、母は父を迎えに行った。帰って来た母の眼鏡が、ガラス窓に映った時は安心し、嬉しかった。

■幼稚園時代に初恋［1942（昭和17）年］

5歳から1年間幼稚園に通った。賢くて可愛い女の子（Y子）がいて、学芸会の「ネズミの家族」で、私がお父さん、彼女がお母さん役になった。ある場面で彼女が、「ねぇ、お父さん」と私を見上げる瞬間があり、その時の彼女の真剣できれいな眼差しが強く印象に残った。その子も同じ小学校に入学したのでとても嬉しかった。といっても、彼女に話しかけるわけでもなく、遠くから見ているだけだった。このことを人に話すと、それが初恋というものだ、と言われた。

母は幼稚園の先生から、「お宅の子供さんは開園以来一番頭の良い子です」と言われ、喜んでいた。

あかぎれ

幼い頃から、小学校2、3年生頃まで、冬でも半ズボンに下駄履きの素足で通した。

その頃の冬は現在より厳しく、登校の途中の水たまりや防火水槽[※]に分厚い氷が張るので、その氷を蹴って遊んだものだった。祖母などはいつも、「もも引きをはけ」と勧めたが、私は格好が悪いと思い、受け付けなかった。

そのためか、冬になると両母趾の趾腹に割れ目がパックリと口を開いた。〝あかぎれ〟といい、寒さによって皮膚が荒れ、裂けるのである。痛いことは痛いが、それほど気に留めなかった。祖母はしきりに心配して、医者に連れて行ったり、あれこれと軟膏を買ってきては付けてくれた。軟膏の効き目があるはずもないが、祖母の親切心は感じた。今でもその部分に、当時の痛みの感覚が残っている。

※空襲に備えて町内の各所に水槽が設置されていた

第2章　太平洋戦争と小学生時代［1941〜1945（昭和16〜20）年］

■太平洋戦争［1941〜1945（昭和16〜20）年］

太平洋戦争は1941（昭和16）年12月8日に始まった。真珠湾攻撃の大戦果に続いて、12月10日にはマレー沖で、イギリスの東洋艦隊の主力、〝戦艦プリンス・オブ・ウェールズ〟と〝巡洋戦艦レパルス〟を、日本の海軍航空隊が撃沈した。当時、航行中の軍艦を飛行機で沈めることはできないとされていたので、画期的な戦果だった。報告を受けたイギリスのチャーチル首相は、「すべての戦争を通じて、私はこれ以上直接的な衝撃を受けたことはなかった」と彼の著書『第二次世界大戦』で非常な落胆ぶりを顕にしている。このような初期の華々しい戦果によって、日本国民の意気は大いに高揚した。

■ドーリットル空襲［1942（昭和17）年］

しかし、開戦翌年の1942（昭和17）年4月には、早くも「ドーリットル空襲」があって、東京をはじめとする主要都市に被害があり、死者87人を出した。この攻撃はドーリットル陸軍少佐が指揮する双発の〝B25陸軍爆撃機〟16機を、日本近海に近づいた航空母艦から発進させ、爆撃後は中国大陸へ不時着させるという冒険的な奇襲攻撃だった。

この時母が、「戦争が始まってこんなに早く空襲されるようでは、この戦争は日本の負けだ」と言った。庶民の感覚は非常に鋭いものがある。

■小学校の父兄参観［1943（昭和18）年］

1943（昭和18）年に清水市立国民学校に入学した。入学したばかりの時に父兄参観があった。教科書に、「狛犬《こまいぬ》さん。あ、狛犬さん。うん、狛犬さん」という絵入りの文章があり、先生が、「この二匹の狛犬さんはどう違うでしょう」と児童に質問した。あまりに単純な問題に、ややいぶかりながら、「一匹は口を開けていて、一匹は口を結んでいる」と答えたら、先生が大変褒めてくれ、家に帰ると母はご機嫌だった。

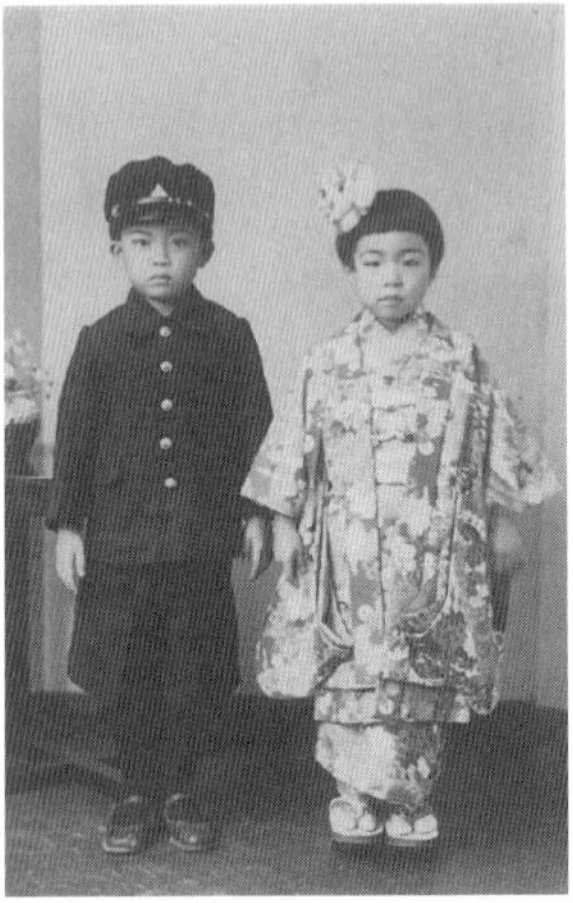

小学校入学当時、妹と

■宿題の代作

日が暮れるまで外で遊び回り、家では全く勉強しなかったので、宿題は鬼門だった。一年生の夏休みに、休み中の出来事を絵日記にして提出する宿題が出された。私が宿題について見向きもしないので、母は毎日のようにやかましく注意するが、こちらは馬耳東風である。宿題をする気など起きないのである。休みの終わり頃に、母がたまりかねて、絵日記を作ってくれた。朝顔などがきれいに描かれていた。代作を提出すると担任の先生が私を呼んで、「あんた、これ、自分で描いたんじゃないでしょ?」と聞くので、「はい、そうです」とすぐに正直に答えた。どうやら初恋の女の子（Y子）と私の絵日記が優秀作品の候補に残っていたようだった。Y子の絵日記が優秀作品に選ばれたのは当然である。

■巴川

家の近くに清水港に注ぐ〝巴川〟という2級河川が流れていた。そこでハゼ釣りをしてよく遊んだ。春にはボラの稚魚が押し寄せた。今は貴重品とされているシラスウナギも当時はたくさんいた。それを獲っていたら、おじさんが来て、「売ってくれ」と言う。どうすればよいか分からず黙っていると、どこかに行ってしまった。養鰻業は明治時代からあったので、シラスウナギを集める商売があったのだろうか。

その頃、学校の帰りがけに巴川に沿った道を通っていたら、岸辺に真っ赤なエビがいた。子供の目から見ると、伊勢海老ぐらいに見えた。抜き足差し足で近づき捕まえた。案外鈍重だった。家に持ち帰ると母が早速鬼殻焼きにしてくれたが、味は期待外れで、印象に残っていない。今思えばアメリカザリガニだったようだ。アメリカザリガニは１９２７（昭和２）年にウシガエルのエサ用として移入され、１９６０（昭和35）年頃には九州まで分布したといわれる。

川上には巴川製紙工場（現存）があり、そこの廃棄物が川に流されているという噂があったので、衛生に厳しい母は良い顔をしなかったが、川遊びは止められなかった。

和船で大冒険

ある時など、父親が和船を持っている同級生と、その和船を持ち出して巴川を下り、海に出て、川に続く折戸湾を一周したことがあった。その子は和船の艪の使い方を心得ていて巧みに漕ぐ。私も教えてもらいながら交代で漕いだ。

帰りは思いの外に時間がかかり、夜になった。「大冒険を首尾良く成し遂げた」と二人の気分は高揚していたが、地元では、小学初年生2人が船で出掛け行方不明になったという騒ぎになっていた。家に帰ると、不安と怒りの余り、母の顔は強張り、口も利けない様子だった。母の前に引き据えられた私は、周りの家族が、しきりに謝れ謝れというので、仕方なく「ごめんなさい」と言った。

防空壕

小学2年生になったころには、母の予言が的中するように戦況が悪化して、清水市も日本軽金属株式会社（略して、日本軽金。アルミニウムの製造会社）などが空襲を受けるようになった。爆発音と震動で夜中に外へ跳び出したこともあった。静岡市が空襲された時は、夜空いっぱいに焼夷弾が光ってユラユラと落ちて来るさまが見えた。

政府は1942（昭和17）年7月に、「床下ニ簡易ニシテ構築容易ナルモノ」を設置するよう指示したので、私の家も床下に穴を掘った。しかし、焼夷弾攻撃に対しては、床下の防空壕は安全どころか危険である。間もなく防空壕は空き地などに共同で建てられるようになった。

その頃になると、B29が頻繁に飛来するようになった。どこかの大都市へ向かうのであろう、雲一つない高空を白い飛行機雲を引きながら飛ぶ様子は、心では憎みながら、目には美しく映った。大人は心配して早く防空壕へ入れと言う。高空にいる爆撃機が、急降下して地上の子供を狙うわけはなく、大人の言い分はおかしいと思いながら、壕の中へ引っ張り込まれた。

■妹と二人きりで疎開［1944〜1945（昭和19〜20）年、小学2〜3年生］

１９４４（昭和19）年になると戦局は急を告げ、大都市に続いて清水市のような中小都市も爆撃を受ける危険が迫った。大人は防火と保安のため退去を許されなかったので、子供だけが疎開することになった。妹と二人で見ず知らずの所へ行くのは心細かったし、Ｙ子と離れるのも寂しかった。

私と妹は、祖父の出身地、富士山麓の富士市桑崎《かざき》村に遠縁を頼って預かってもらった。桑崎村は森林限界付近に在り、それより奥には人家のない所だった。落ち武者部落だったという言い伝えがあって、一村のほとんどが佐藤姓だった。

疎開先では、「これまで都会で安穏な生活をしていたのに、今になって迷惑をかけにきた」という雰囲気があり、風当たりはやはり辛辣であった。私たち兄妹は食事や入浴も一番最後に与えられた。それでも預かってもらえたのはありがたかった。風呂の水は一週間は入れ替えず、白濁した風呂水は畑の肥料に使われていた。

■腕力2件

村には名家のようなものがあって、そこの息子が同級生だった。彼はことあるごとに私に向かって悪口を言う。相手にしなかったが、ある時私の後ろから石を投げてきた。目の前に転がってきた石を見て、非常な屈辱感を覚え、取って返して殴り倒した。有力者の息子だからどんな仕返しがあるかと思ったが、それはなかった。後で清水から来た母がそれを聞いて非常に心配し、彼の家を訪ねて平謝りしたが、お互い様だということで公平な対応をしてくれた。

やはり同級に、兄達を後ろ盾にしてやたら威張り、暴力を振るう子がいた。腕力の程度は見極めていたので、下校の途中で待ち受け、殴ったら泣き出し、以後おとなしくなった。兄達からの報復はなく、私はクラスで小英雄になった。

このような話をすると、私はいかにもけんか早い性格のように聞こえるかもしれないが、自分から事を起こす方ではないと思っている。「眞杉ちゃんはおっとりしている」のである。

疎開先には月に一度、母がやってきて一晩泊る。それが嬉しくて待ち遠しかった。それだけに母が帰る日は大変悲しかった。学校から遠くの山道を見上げ、母は今頃あの辺りを通っているのではないかと想像すると、さらに寂しさが増した。

■急降下爆撃を見た

山に遊びに行くと、市街地を見渡せる場所があった。アメリカ軍の艦載機が飛んできて、富士市にある製紙工場（現存）に急降下爆撃するのを目撃する日もあった。その製紙工場には大きな煙突が数本あり、爆撃によって煙が猛烈に立ちのぼると煙突が見えなくなる。「煙突は倒れたに違いない」と思っていると、煙が収まれば煙突が現れる。続いて次の編隊が来て爆撃する。「今度は倒れたか」と見ると、平気で立っている。煙突は案外丈夫にできているものである。爆撃を終えた編隊は帰投のため旋回して、角張った大きな翼が轟音とともに我々の頭上に飛んでくる。悪童連もさすがに怖くなり急いで木陰に隠れた。

疎開生活でも楽しいことはあった。地元の子供たちとの遊びである。山で木の実を採り、ハチの子を食べ、川で泳ぎ、小さな沢ガニを頬張り、時には蛇を捕まえてカバ焼きにして食べたりした。沢ガニには微妙な味があり、蛇は淡白だった。
山の中腹から見る富士は巨大で、意外に不気味な感じがした。

■清水空襲［1945（昭和20）年7月11日］

1945（昭和20）年7月11日、清水市が無差別空襲を受け、市街地の大半が焼失し、100人余の死者が出た。私たちの住居も同じ運命だった。7月31日には白昼に潜水艦が駿河湾に侵入してきて、清水市に艦砲射撃を加えた。戦争は米軍のやりたい放題になっていた。

この段階になると、どこにいても同じようなものである。両親も、「どうせ死ぬなら一緒に死のう」ということになって、私たちを疎開先から引き取った。住居は町外れに焼け残ったバラックのような社宅である。

第3章　終戦と小学生時代［1945～1949（昭和20～24）年］

■焼け跡で

1945（昭和20）年8月15日、正午の玉音放送によって戦争は終わった。見渡す限り焼け野原の状況は、写真で見る原爆後の広島の様子とさして変わりはなかった。私たちはただ茫然とするしかなく、戦争に負けて、「この先どうなるのか」という拠りどころのない不安に包まれていた。しばらくは「敗戦」という言葉を受け入れられず、私も含めて世の中は、実態とかけ離れた「終戦」という言葉で納得していた。

「どうしてこのような無益な戦争をしたのか」という感慨は、高校時代まで実感を伴って続いた。時が経ってから、戦争法規に違反した原爆を含む都市への無差別爆撃、事後法に基づく東京裁判、日本不利と見るや日ソ不可侵条約を平然と放棄したソ連の参戦、千島列島の占領と日本兵60万人のシベリア抑留など、「勝てば官軍」の理屈が国際社会でもおおっぴらにまかり通っている事態を知った。

■食糧難

戦争はまた、非常な貧しさをもたらした。戦争中から食糧事情は厳しかったが、戦後は一段と酷くなった。配給でサツマイモのツルが配られることもあった。ぬかやふすま（小麦を精製した時に出るカス）を団子にしたものとか、イモ、カボチャなどを主に食べていた。それらも苦労して手に入れていたのである。食糧不足を補うため、校庭は全部畑になり、住宅地の道路は人が通る狭い道を残して両側が畑になっていた。甲子園球場も後楽園球場も畑だったという。荒地でも育つソバがよく栽培された。手をかけなくても成長して、白い花をつける。その実を臼で挽いて出来た粉を団子にして食べた。近ごろなら、〝十割そば〟として持てはやされるところである。

市街地は食べるものがないので、物々交換で食糧を調達する。疎開してあった着物類を農家まで運んでいって、そこで芋などに換えてもらう。祖母が手製の乳母車に着物を積み、朝出かけて夕方帰ってくる。サツマイモ一俵と換えてもらった時は一家で大喜びしたこともあった。その頃は、どうして農家や米屋に生まれなかったのか、と心底から羨ましく思ったものである。

当時、わずかながら米の配給があった。それを貯めに貯めると、白米のご飯にして年に

2回食べることができた。盆と正月のとびきりのご馳走がカレーライスだった。

砂糖の配給が少しだけあった時があり、それを舐めた際に、世の中にこんな美味しいものが存在するのか、と感激した。それまで私たちの食べた物の味付けは、すべて塩味だった。「これ以上の美味しいものはもう望まなくてもいい」と思ったほどだった。初めてバナナが配給された時も、全く同じ気持ちを味わった。

子供たちも食糧探し

子供たちも懸命に食べ物を探した。遊び半分だったが、毎日のように、近所の小川に出かけ、網で小魚やドジョウを獲った。刈り入れの終わった田では、丹念に探すといくつか落ち穂を拾うことができた。ついでに、タニシ（田にいる巻貝）を獲った。田には、米軍が投下した焼夷弾の残骸がいくつも転がっていた。6角形で50㎝ほどの長さだった。イナゴも食べた。最初の頃、採ったイナゴは縫い針のついた糸に通していたが、イナゴが死んで脱糞しない。糞があると美味しくないと気付いた者がいて、後には、竹筒を着けた袋に入れて一晩置き、脱糞させる工夫が伝えられた。いずれも貴重なタンパク源、エネルギー源だった。

戦争が終わる前の話だが、〝日本軽金〟が清水市にあり、そこを米軍が爆撃して夜中に凄まじい振動で飛び起きたことがあった（前述）。三保にある缶詰会社も爆撃の巻き添えを受け、焼け出された缶詰が野積みにしてあるという噂を聞きつけ、早速同級生3人と出かけた。親に缶切りを貸してほしいと言えば、「何故か」と問われるので、五寸釘と石ころで缶の周囲に穴を開けていって、桃缶やオイルサーディンにありついた。貧しい食生活をしていた当時は、熱で損傷していても、缶詰は目が飛び出るほど美味しかった。サツマイモの茎を食べていた時代だったのである。母に知られると叱られるから黙っていた。

近所に金持ちの息子がいて、空気銃を持っていた。その空気銃でスズメを仕留め、たった一羽だが、焼いてみんなに分けてくれたことがあった。スズメの小さな肝も分配され、そのわずかな肝が忘れられない味になった。戦後しばらくして、京都の伏見稲荷大社の参道でスズメを焼いて売っていると聞き、駆けつけてみたが、拍子抜けの結果だった。

■不謹慎な比較？——戦災と大震災

私は1995（平成7）年の〝阪神・淡路大震災〟の直後、救急車で看護婦等と一緒に現地に入り、救援活動を行ったことがある。死者が多数あり、倒壊した街の様子は悲惨だったが、帰途、大阪付近で振り返ってみると、周囲の街並みは平穏で、被災地はほんの一握りに見えた。地震に遭われた現地の人々の苦しみは察して余りあるが、待っていればいずれ食料や衣類など救援物資が届く。戦争の場合は、見渡す限り焼き尽くされ、救援物資が来る当てはなかった。

■リンゴの唄

戦争が終わった頃、我が家は非常に暗かった。その理由は、父が中国戦線の蘇州河渡河戦で負った左腕の傷に骨髄炎が再発した上に、肺炎になって清水市内の病院に入院していたからだ。焼け出されて何もない時期に、「生活はどうなるのだろう」と子供心に心細かった。心配の余り、「うちに1万円ぐらい貯金があるのか」と母に聞くと、あきれたような顔をして何も答えなかった。両親が私の将来の学資のために、毎月こまめにしていた預金も、戦後の数百倍に達するインフレのために、紙クズ同然になっていた。

父が入院した病院は清水駅の近くにあり、駅前通りには闇市が所狭しと並んでいた。病院を訪れると、闇市から並木路子が歌う「リンゴの唄」が四六時中大きな音で流れてくる。戦後大流行し、世の中を明るくした歌といわれている。けれども、自分たちが先行きの見えない暗い状況にある時、明るい元気な歌声は、かえって私の気持ちを沈み込ませたのであった。世の中の一部は熱気に溢れていたけれど、我が家は明日の食べ物にも困る生活だった。

■借金の使い

母は料亭などで働き、細々と稼いでいたが、ある時、持病の胃痛で寝込んでしまった。切羽詰まった母が小学生だった私に、知り合いの坂本さんという農家に行って、「お金を借りてきて」と言うので驚いた。目の前に巨大な壁が急に立ち塞がったように感じた。しかし、食べるものもなく両親が動けない状態では、私が心に蓋をして気力を奮い起こし、言いつけを実行するしかないと思い定めた。指定された家に向かうと、農家の人は大変快くお金を貸してくれた。迎えてくれた奥さんの優しい笑顔は、今も映像として頭の中に残っている。とても救われた思いがした。

最近は、家内のお供でショッピングモールに行く機会がある。明るく広々した食品売り場で、揚げ物、煮物、生鮮食品、菓子などありとあらゆるものが並んでいて、売り子が愛想良く迎える姿を見ると、もの悲しさを感じてしまう。落ち穂拾いなどをして、何とか生きていた時代との大きな落差に思いを致すのである。

■三角ベース

終戦後は清水市立入江小学校に通うようになる。その頃は三角ベースという野球に熱中していた。野球は四角にベースを配置するが、二塁を省いて三角にベースを並べ野球と同じようにプレーするのが三角ベースだ。狭いスペースで、少ない人数でもできるために、当時の少年たちは三角ベースに熱中していた。ボールは布製で、母親に作ってもらったものをそれぞれが持ち寄った。バットは焼け跡から拾ってき

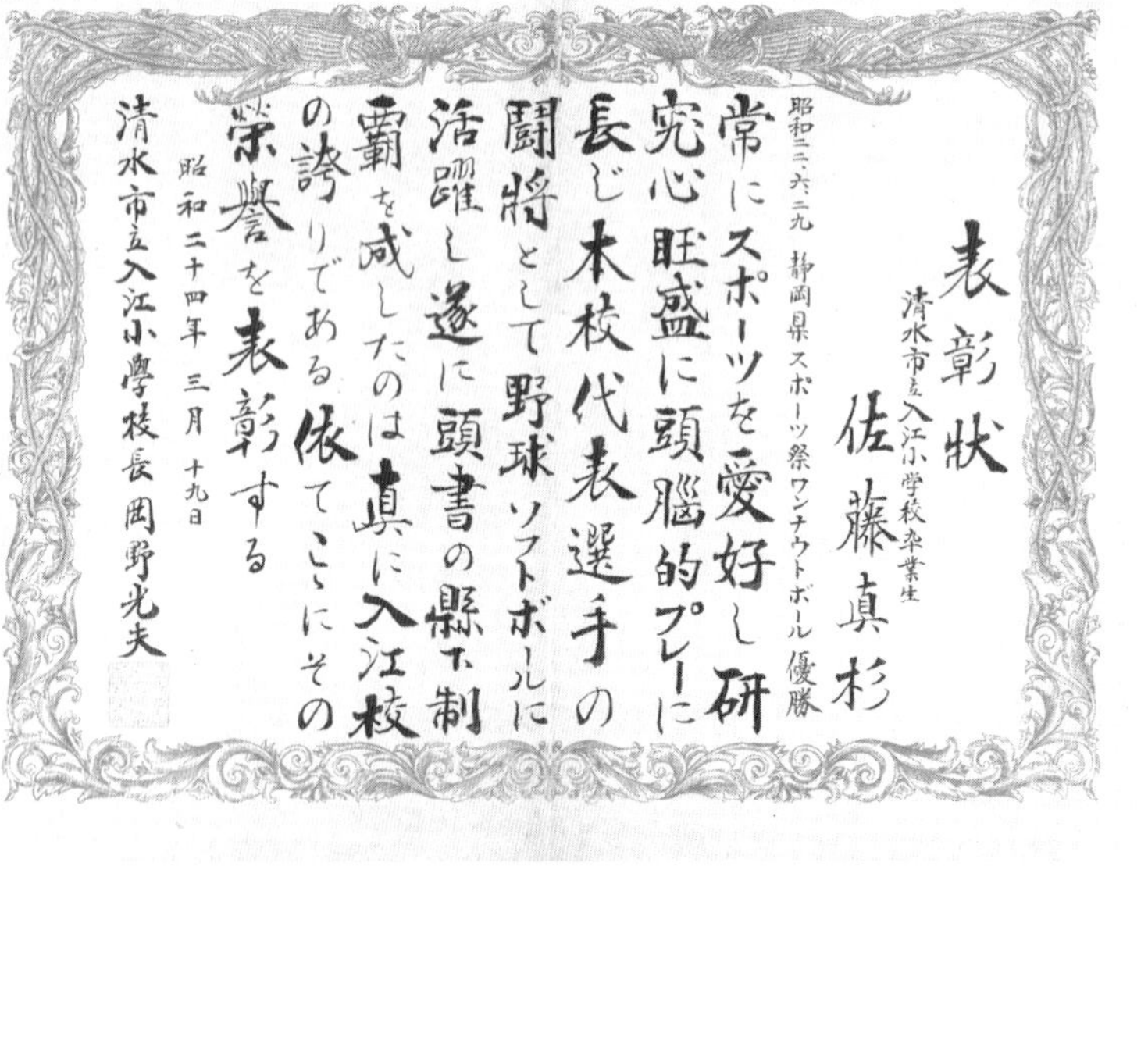

表彰状

清水市立入江小学校卒業生
佐藤真杉

昭和二三・六・二九 静岡県スポーツ祭ワンナウトボール優勝

常にスポーツを愛好し研究心旺盛に頭脳的プレーに長じ本校代表選手の闘将として野球ソフトボールに活躍し遂に頭書の縣下制覇を成したのは真に入江校の誇りである依てこゝにその榮譽を表彰する

昭和二十四年三月十九日

清水市立入江小學校長 岡野光夫

た棒などで、グラブの類はなかった。

体育の授業では、ソフトボールがあり、小学校同士の対抗試合も行われた。私は5年生の時から選手として出場した。

アメリカから来たワンナウトボールという野球の変形競技もあった。今は聞かなくなったが、その名の通り、アウト一つでチェンジになる。テニスボールのような柔らかなボールを使い、ランナーに直接ボールを当ててもアウトが取れる。入江小学校チームは善戦して、静岡県の大会で優勝し、校長から賞状をもらった。当時は、小学生の県大会参加が認められていた。

■兵隊帰りの暴力教師

豊島という20歳そこそこの兵隊帰りの代用教員がいて、些細なことを咎めて平手打ちした。「級長、副級長、前へ！」が決まり文句で、級長だった私はいの一番に犠牲になった。クラス全員を叩くことも稀ではなく、途中で手が痛くなったと言ってスリッパで殴った。今の時代にそのようなことをすれば狂人扱いにされるだろう。おそらく彼も軍隊で同じことをやられていたに違いない。

ある時、その教師が私を呼んで、「この手紙を小糸製作所（現存）に出張している某女教師に渡してほしい」と頼んだ。二人の前後の様子から、ラブレターのようであった。往復４㎞もある道のりを馳せて忠実に届けに行ったのは、後から考えれば私もお人好しだった。

■全優

家では勉強しなくても、学校にはしっかり通った。優等賞状は毎年授与されたし、1～2年生の時は皆勤賞ももらった。5～6年生の時に通信簿の全ての欄が「5」、いわゆる「全優」になった。母が喜ぶのが嬉しかった。通信簿の素行欄には「明朗」「快活」という評価がいつも記されていた。

両親は自分たちの学歴にコンプレックスがあったようで、母は私に、「お前は将来帝大に行くのだよ」と常々言い聞かせていた。

■学校をさぼり野球見物

静岡県に草薙球場という野球場がある。戦争前にアメリカのメジャーリーグが来日して行われた日米野球で、先発した沢村栄治投手が次々と三振を奪い、球史に残る快投を見せた球場である。三振したバッターの中にはあのベーブ・ルースもいた。

私は野球に熱中していて、プロ野球では、赤バットの川上哲治選手の大ファン、ひいては巨人ファンだった。その巨人軍がオープン戦で草薙球場へ来た際には、平生は真面目な私が、学校をさぼり、球場へ駆けつけた。親も黙認していた。

落胆したのは、川上の代わりに多田選手が出場して一塁の守備についたことだった。川上は最後まで出てこなかった。相手は阪急ブレーブスで、阪急の今西投手の投球する様が小粋だった。

由美かおる似の同級生

転校した入江小学校の同級生に由美かおるに似た渋谷広子という美少女がいて、惹かれていた。小間物屋の娘で、ややおきゃんなところがあり、私を故意に無視しているような風を見せていた。後年、由美かおるの映像を見るたびにその子を思い出した。

1985（昭和60）年頃、清水から彼女が突然私を訪ねてきた。子息が自治医科大学に入学したとのことであった。長い年月を隔てた後の訪問の理由は理解しにくかったが、家内と一緒にレストランへ案内した。後日、彼女から革細工の時計が送られてきた。

第4章　静岡大学附属中学校［1949〜1952（昭和24〜27）年］

■レベルが高かった附属中学

今ほど情報もなく、食うや食わずの生活の中でも、母は私のために良い学校はないかと探してくれた。担任の教師からも薦められて、静岡大学附属中学を受験することになった。受験のために挨拶の仕方や面接の練習など、小学校の先生も協力して教えてくれて、４倍ほどの倍率だったが合格することができた。

同中学校は附属小学校からエスカレーター式で上がってくる生徒が半分、試験を受けて入学する者が半分だった。入学してすぐ痛感したのは、自分が通っていた幼稚園や小学校とは違い、優秀な生徒が多く、段違いにレベルが高かったことだ。小学校では勉強しなくも成績は良かったが、中学校のテストでは中の上ぐらいがせいぜいであった。裕福な家庭の子も多かった。

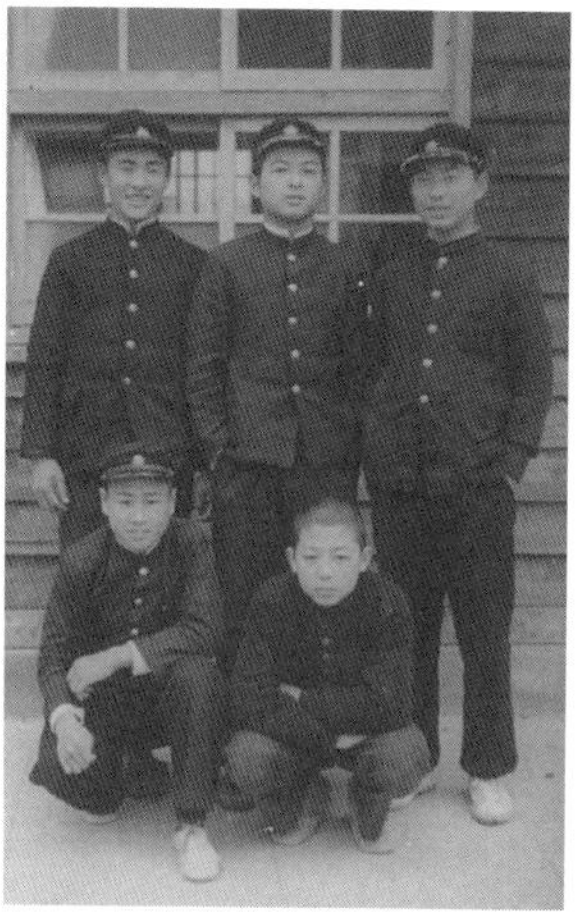

右端が私

定期代捻出に苦労の両親

静岡市にある附属中学は自宅から10㎞あり、静岡鉄道の電車で通学した。学校は楽しかったが、6カ月ごとに重い空気が我が家を訪れる。通学のための電車賃は、6カ月の定期券がもっとも割安で、その定期代の捻出が大きな負担だったのである。両親が定期代の工面についてヒソヒソと相談しているのが耳に入ってくる。6カ月ごとの憂鬱であった。

教室で報復のパンチ

入学したての頃、教室でやたらに威張りまくり、同級生を理由もなく小突いたり、蹴ったりする生徒がいた。ある時、突然、私の背中に息が止まるかと思うほどの強い衝撃があった。驚きとともに振り返ると、例の生徒が不敵な面構えで立っていた。強そうに見えたが、理不尽な仕打ちに怒りが込み上げ、即座にゲンコツを相手の顔へ、得心がゆくまでお見舞いした。次の日、彼は顔中が腫れて、青アザだらけで登校した。四谷怪談の〝お岩さん〟を連想したほどである。「そのような状態で学校に来るとはなかなかの根性だ」とひそかに感心するとともに、少し気の毒にもなった。白昼の教室内での出来事であったが、この件についてどこからもお咎めはなかった。その生徒が以後おとなしくなったのは言うまでもない。

演劇では、エンマ大王や「次郎物語」のガキ大将

教室での腕力事件の印象があったのかも知れないが、校内の演劇では、標記の役が当てられた。劇中では威張っていれば済むので、役柄は無難にこなせたのではないかと思っている。中学での私のあだ名は「鬼チャン」だった。

運動会の騎馬戦では大将

中学では自分より勉強のできる人が多かったが、体力では負けていなかったように思う。幼い頃から朝から晩まで外で遊んでいたので、自然と体力がついていたのだろう。運動会で行われる全校を二つに分けた騎馬戦では、一方の大将を命じられた。

中学のイベントで駿府城を一周する全校マラソン大会では、1年生の時に全校で12位に入り、注目されたこともあった。

■野球に興ざめ

当時のプロ野球は1リーグ時代で、読売ジャイアンツと南海ホークスが優勝を競い合っていた。その頃、絶対的なエースとして巨人に立ちはだかっていたのが南海の別所毅彦投手だった。ところが別所投手を巨人が強引に引き抜いたいわゆる「別所引き抜き事件」が起きる。大黒柱を失ったホークスは悲惨で、その後は巨人ばかりが優勝するようになり、子供心にも余りにアンフェアだと感じた。この件でそれまで熱中していた野球に対しにわかに興ざめし、きれいさっぱり野球をやめてしまった。

■神童と呼ばれた友人と音楽との出会い

同級生の中に、幼い時に「神童」と呼ばれ、中学の頃には「天才」とあだ名がついていた諏訪逸郎君がいた。諏訪君は、学業の成績は1番だし、弁論大会でも爽やかに理路整然と意見を述べた。余りの才能の差に私は近づきがたく感じていたが、意外にも諏訪君は私のような者にも親切に

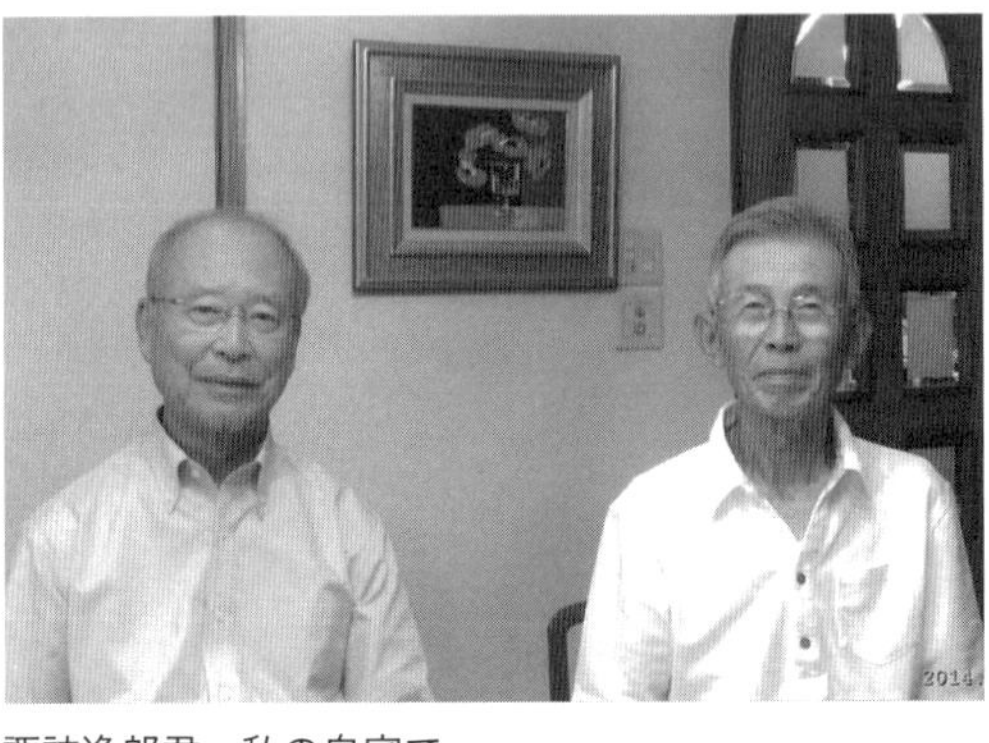

諏訪逸郎君、私の自宅で

接し、将棋を教えてくれたり、クラシック音楽に誘ってくれたりした。

将棋はともかく、クラシック音楽のレコードを聴こうと誘われた時は、正直なところありがた迷惑だった。当時は貴重品のレコードが手に入ったとのことだった。その時の曲目は「ベートーヴェンのピアノ協奏曲第４番」と「ベルリオーズの幻想交響曲」である。ベルリオーズの幻想交響曲は今でも面白くない。やんちゃ坊主が蓄音機の前に座らされて、とにかく忍の一字だった。

当時の〝蓄音機〟は手でハンドルを回してゼンマイで動く仕組みだ。始終ゼンマイを巻き上げ、ＳＰレコードは５分ごとに掛け替える。訳も分からないものを聴かされては話題にも窮する。「今に、こんなふうに巻かなくてもいい機械ができるんだろうね」など他愛もない話をするしかなかった。しかしながら、後年、私がクラシック音楽に親しむようになったのは、この機会のおかげである。

■諏訪家

その「天才」は現役で東大に入った。諏訪君の父諏訪卓三は教育者で、高校の校長を務めた後、静岡県の教育長を10年間続けた。県の副知事の時、知事候補に推されたが、辞退し、静岡市にある常葉大学の学長になった。彼の家は門構えの立派な家だった。彼のお母さんは諏訪幸子といい、若い頃は住んでいた町名から「沓谷小町」と呼ばれた美人だった。気取らず気さくで、私に対しても温かくもてなしてくれた。弟に哲夫君がいて、1浪後、北海道大学へ入学した。彼も親しみやすい人で、蝶の収集家である。酒も大いに飲む。後に、偶然のきっかけで、私は諏訪君の妹美也子と結婚することになるが、この頃はチラと顔を合わせた覚えはあるが、名前も知らず、そのようなことになるとは想像もしていなかった。

諏訪家はもと徳川家の家臣で、明治維新の際、徳川慶喜の静岡移転に従ったのである。

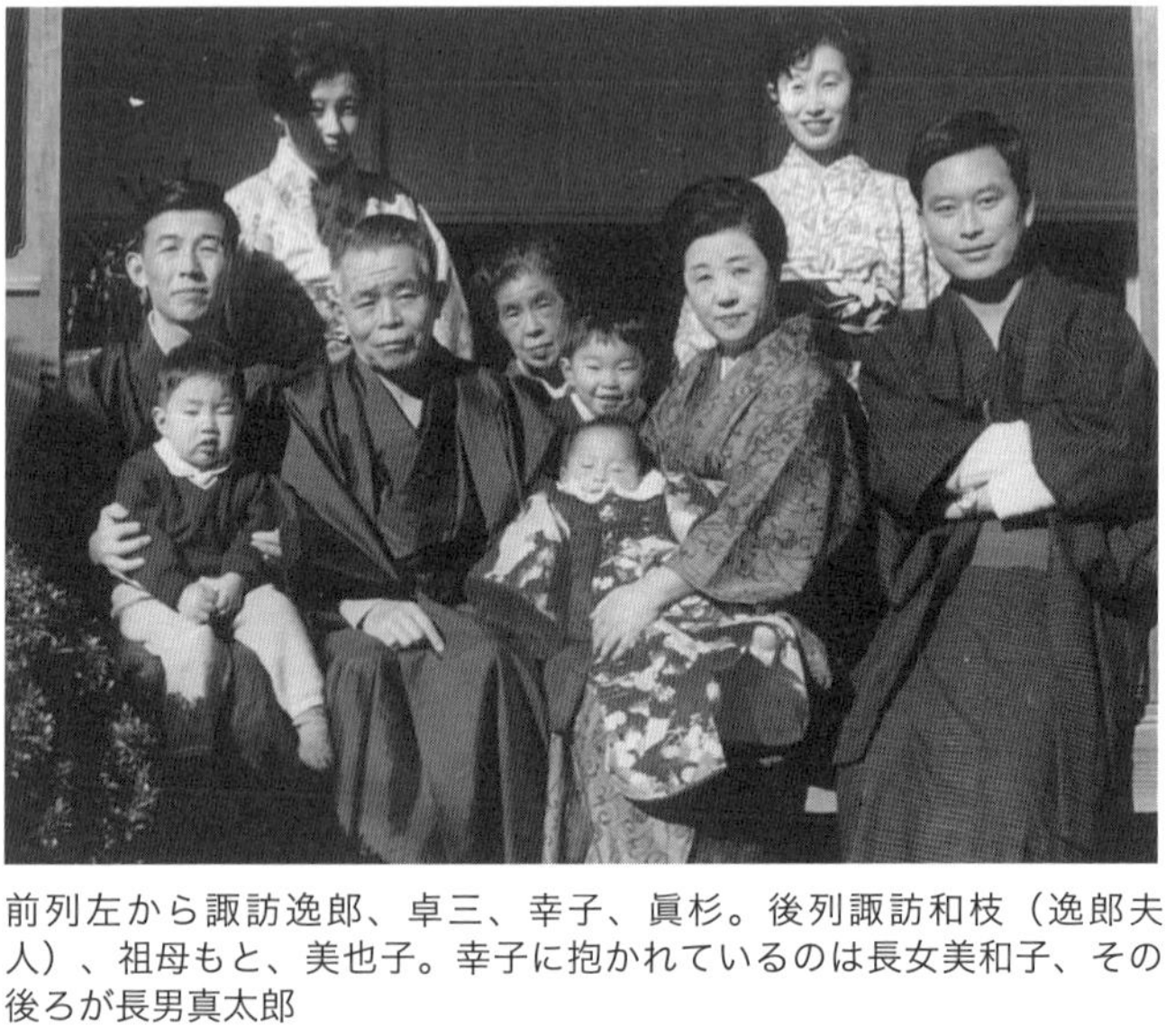

前列左から諏訪逸郎、卓三、幸子、眞杉。後列諏訪和枝（逸郎夫人）、祖母もと、美也子。幸子に抱かれているのは長女美和子、その後ろが長男真太郎

生き物に強い興味——医師へのつながり

漠然と医師になりたいと思ったのは中学生の頃だ。授業で、将来なりたい職業を書きなさいという機会があって、その時に医師と書いたのが始まりだった。生き物が好きだったから、あるいは生き物を捕るのに夢中だったのかも知れないが、生き物である人間を扱う医師に親和性を見出していたのではないかと思う。

小鮒、メダカ、ザリガニ、カメなど手当たり次第に捕まえてきては水槽で飼った。鯉は大きくなるので水槽は不向きで、父にせがみ、庭先に小さな池を作ってもらったりした。スズメ、メジロ、モズなども鳥かごで愛玩した。

鷹を手に入れたが

鷹を手に入れるのは私の夢だった。鷹は何よりも姿形が良い。鷹を馴らして鷹狩りをしたいと夢想もしたのである。山村から通学している同級生がいて、たまたま山にハイタカがいるという話をしたので、強引に頼み込み、ハイタカのヒナ2羽をもらった。ヒナは鶏小屋で飼った。当時は鶏卵を得るため鶏を飼育している家が多かった。私の家にも鶏小屋が二つあったので、鶏を一つの小屋に集め、一つを鷹用にしたのである。エサはカエルを捕ってきて与えた。鷹は順調に成長したが、鷹狩りの訓練は当然ながらはかばかしくなかった。鷹を拳の上に乗せるのがやっとだった。

次第に、エサのカエルを毎日捕りに行くのも大儀になり、数日分をカンに閉じ込めておくようになった。母はそれを大変嫌がり、鷹を放してしまうと迫られた。止むなく、狐ヶ崎遊園地に引き取ってもらうことになった。鷹を持参すると園長さんは大きな鳥舎に案内して、「あそこで大事に飼うからね」と言って、入園券を数枚渡してくれた。

第5章　県立清水東高等学校［1952～1955（昭和27～30）年］

■サッカー部に入り大目玉！

同級生の多くは大学進学校として定評のあった県立静岡高校に進学した。清水市に住んでいた私は、静岡高校は学区外だった。寄留という姑息な手段は取らず、素直に県立清水東高校に進学した。私としては交通費の負担を避けたいという思いもあった。清水東高校はサッカーが強くて有名な学校だったので、私も早速サッカー部に入った。

1学期の終わり頃、家庭訪問で来た担任の川口先生が、「お宅の息子さんは大学には行かないんですね？」と聞いた。母は大変驚き、「いや、うちの子は帝大にやるつもりです」と答えた。帝大とは東大や京大など旧帝国大学のことで、この当時もまだその呼び名の方が通りが良かった。今度は先生が驚いて、「では、どうして息子さんはサッカー部に入っているんですか？」と尋ねると、母は更に驚いて私を呼びつけ、「サッカー部に入るなどもっての外、すぐやめなさい！」と叱った。サッカー部は1学期で渋々やめた。

期末試験では、成績順に上位1割の名前が廊下に貼り出された。私の名前もあったが、さして上位ではなかった。名前を貼り出されると、どうしても競争心を煽られる。勉強に精を出したら、2学期目には10位以内に入り、2年生では3位になって、この位置は卒業までほぼ維持した。どうしても抜けなかったのは、上位の2人である。1位は、清水市で一番と言われた書店の息子で、小学校の時から家庭教師をつけて勉強していたという。2番目は国立大学の教授の息子だった。

■親切な同級生、篠崎長英君

私は、国語、歴史、生物は苦にならなかったが、数学は苦手だった。ただ、数学の中でも幾何は嫌いではなかった。私はどうやらアナログ系である。成績トップの子は人と関わりを持たないタイプだったが、2位の篠崎長英君は東海中学の出身で、物静かな性格ながら、人付き合いは良かった。彼にある時、幾何の問題について聞いたら、ヒントを与えてくれて、それがとても分かりやすかった。彼は後に大学教授になり、今も付き合いがある。幾何を好きになるきっかけを作ってくれた人だ。

■人生最高の教師の一人、川崎鉄太郎先生

川崎鉄太郎先生は国語の教師である。将校として従軍中に戦傷で右上肢を肩から失っていた。厳しく情熱を傾けて教えてくれる熱血教師だった。私の人生における最良の教師の一人だ。先生は「万葉集」「古今和歌集」「新古今和歌集」も熱心に、キリで揉み込むように教えてくれた。

ある時、いくつかの和歌の解釈について調べよという宿題が出された。宿題嫌いの私でも、川崎先生の宿題はキチンとした。宿題のうち一つの和歌について、学校の図書館では解説が見つからない。市の図書館でようやくたった1、2行しかない解説を見つけた。授業で私が指名されたのでそれを読み上げたら、先生は頷かれた。とても熱心に教えてくれたので、万葉、古今、新古今の違いも分かり、和歌が理解できるようになった。

二句切れの説明の際、式子内親王の『玉の緒よ　絶えなば絶えね　永らへば　忍ぶることの　よわりもぞする』の歌を例に引き、「『玉の緒よ　絶えなば絶えね』で切るのだ」と言われた時の口調が忘れられない。NHK等のアナウンサーでも、二句切れの歌を三句切れで読み上げる人がいる。そのような際はやはり耳に障るのである。

川崎先生のおかげで読書の習慣も身についた。最初は小説を読んでもよく分からなかっ

たが、そのうち夏目漱石や森鷗外など高校の図書館にある作品を全部読むと、その作家なり作品のおおよそが理解できるようになった。芥川龍之介、谷崎潤一郎、シェイクスピアなどの全集も読んだ。川崎先生は、とにかく国語の面白さを教えてくれた最高の教師である。自分にとっての大恩人だ。

この先生は早くに亡くなられたが、ご令室には今でも盆暮れにご挨拶をさせていただいている。

■江國滋と和田春樹

清水東高の2級上に江國滋さんがいた。当時から老成した語り口で、討論会の時などは、これが同じ高校生かと感嘆しながら壇上を見上げていたものである。江國さんは後にエッセイスト、俳人等として活躍したが、1997（平成9）年に亡くなった。作家江國香織さんの父でもある。

左翼運動や市民運動の実践者として知られる社会科学研究者・歴史学者で東大名誉教授の和田春樹さんは1級下の俊秀だった。高校時代から活動していて、私も誘いを受けたことがあったが、ついて行けなかった。あるイベントで、高校の講堂で集団をバックにして、

2人でブラームスの大学祝典序曲をラテン語で歌った思い出がある。

受験時代

第二部

第6章　灰色の浪人時代［1955〜1957（昭和30〜32）年］

失敗した東大受験

大学受験が迫り、親に進学先を相談すると、「東大法学部に入って役人になり、早く出世して自分たちを楽にしてくれ」と言う。医学部は一人前になるまで10年はかかるからやめてほしいと言われた。

2年続けて東大だけを受験し、失敗した。元来勉強嫌いの私にとって、受験勉強は地獄のようなものであった。このような苦痛を経験するなら、自分が本来望んでいた医学部へ進むべきであると決心した。親も諦めて同意してくれた。

本来の志望　医師を目指して

私の少年時代の憧れは戦闘機のパイロットだった。太平洋戦争の真っ只中で、国民あげて「鬼畜米英」と叫んでいた。海軍では少年航空兵を募集していて、満15歳から受け付けていた。当時小学生だった私は、早く15歳になって航空兵になり、敵の航空母艦に体当たりするのだと真剣に考えていた。その時は母と別れなければならないのが辛い、と本気で思っていたのである。しかし、戦争が終わると価値観は呆気なく逆転した。多くの日本人が方向性を失ったのではないかと思う。小なりといえども、私もその一人だった。

時代がどのように変転しても、価値の変わらないものの一つは医療行為ではないか、受験で七転八倒するなら、価値観の変わることのない仕事を目指すべきではないかと考えた。本音を言えば、私は生き物好きであったのだ。

世話を焼かずにはいられない母は、二浪生が医師になっても将来はあるのかと心配し、静岡市立病院の院長さんの所へ私を連れてゆき相談した。先生は、「近いうちに、国民皆保険制度［1958（昭和33）年制定］になるので医師の将来の経済生活については何とも言えないが、二浪などは長い人生に比べれば問題にならない」と温かく話してくれた。

■人生最大のピンチをチャンスへ――京大医学部を目指す

東大は理Ⅱに入っても、医学部に進む際には試験を受けなければならない。試験はもうまっぴらである。京大は医進コースに合格すれば、そのまま医学部へ進める。その上、苦手の数学が比較的やさしい。医師を目指すなら京都大学である。

■個人塾

2浪生活を心配した母は、人づてに評判の良い個人塾を見つけてきてくれた。塾の平《たいら》先生は中年のあっさりした物言いをする人で、マンツーマンで勉強のツボを教えてくれ、苦手だった数学もかなり自信がついた。目の前が開けてゆくような毎日だった。驚いたことに、平先生の配偶者は小学校時代の担任教師だった。

■貴重な農作業の体験

平先生は一反ほどの田を持っていた。塾生はもう一人いて、我々はこの田の管理・耕作を命じられた。春に入塾したので、まず田起こしから始める。冬の間にカチカチになった田の土を三本鍬《くわ》で掘り起こしてゆく。一反は畳600畳分（992㎡）で、学校の体育館の面積ぐらいある。米が1石（500kg）とれる。若い盛りだった私たちでも、1日中続けるとヘトヘトになった。

田に水を張ると田植えである。田植歌などによってのどかな農作業を予想していたが、中腰で田植えを続けると、間もなく腰が痛くなる。休みやすみ何とか作業を続けた。稲刈りでは、中腰に加え、腕の力も使うので作業はさらに苦しくなる。

一つ一つの作業は難しくないものの、一日中続けるとなると重労働である。米作りの苦労を、田起こしから収穫まで行ったのは貴重な経験になった。

■むりやり犬を飼ってもらう

魚や鳥に加え、子供の時から私が飼いたくてならなかったのは犬だった。私の中学生時代は、人でさえ食糧が不足がちで、まして我が家の経済状態では、犬を飼うなどは叶うはずのない望みだった。両親にも散々ダメだと言われていた。しかし、私の粘りに両親は根負けした。ある日、通りがかった道端で雑種の子犬をあやしているおじさんに出会い、一匹もらって家に持ち込んだのである。おじさんは子犬と引き換えに、「タバコ銭ぐらい欲しい」と言ったので、〝光〟※を一箱買ってきて渡した。犬は成長すると中型犬になった。

当時清水市では犬の放し飼いが許されていた。夜、何気なく外へ出ると、犬が大喜びで跳んで来る。そのように喜ばれては、直ぐに家に引き込むわけにゆかず、犬に誘われるようにして、ずいぶん散歩した。

※タバコの銘柄

■月夜の散歩――三保の松原・日本平・ホタル

自宅から三保の松原までは、片道８㎞である。犬につられて時々出かけた。このように遠出をするのは月夜の晩である。三保の松林を通して見る海は、海面に月光が映ってきらきらと光る。幻想的な美しい光景だった。

日本平にも犬と一緒によく行った。日本平は日本観光地百選で1位になったことのある標高３０７ｍの丘陵である。自宅から約７㎞である。途中に、樹々がうっそうと茂り、月光を遮っているために真っ暗で、不気味な場所があった。先に行く犬を当てにしていると、彼も立ち止まって動かない。私が行くと、後からついてくる。期待を外された感じがして面白くなかったが、犬も人と同様な感じ方をするものだと思った。晴れた日に日本平から見る富士山は壮大で美しい。写真は手前が清水市と清水港である。清水港の先に、三保半島の先端が見える。

近くの田園には気楽に出かけた。夏はホタルが乱舞していた。近年ホタルは珍重されているが、当時は見慣れた風景だった。田園を過ぎると山際に出る。そこには墓場が散在している。墓には人魂が出るなどと言われ、怖いものの一つであったにもかかわらず、肝試しも兼ねて墓地の中を歩いてみたりした。

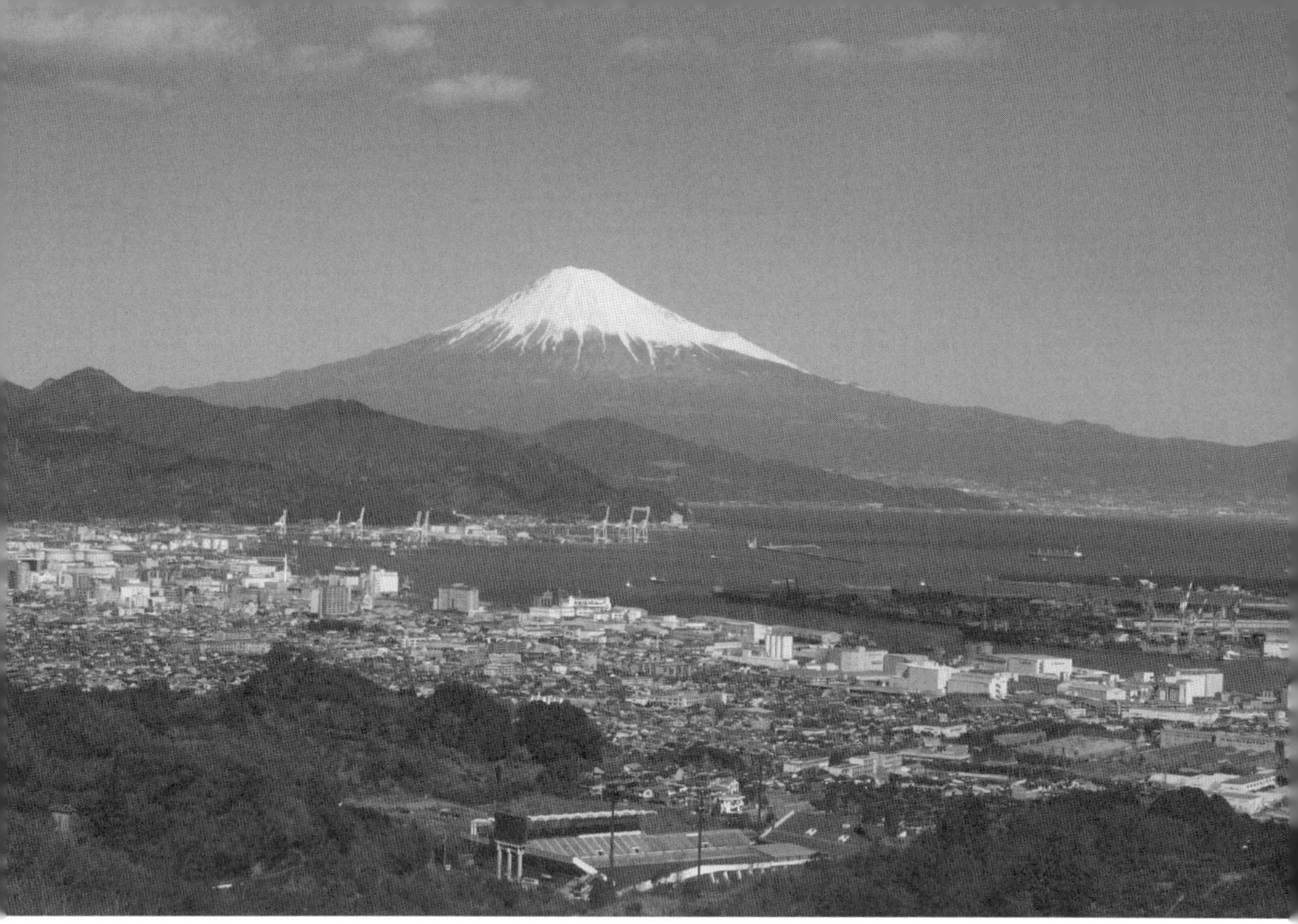

高校3年生の時に犬が死んだ。衰弱が進み、最後によろよろと座敷に上がってきて、私のそばに来て息を引き取った。悲しみが一層強くなった。高校の同級生2人に同行を頼み、ボートで巴川を下って海に出て、折戸湾に水葬した。思い出深い犬をいい加減な場所に埋めたくなかったのである。

失恋

高校3年生の時の運動会で、ワーグナーの『双頭の鷲の旗のもとに』の曲に合わせて行進してくる集団の先頭に、やや小柄だが、端整な顔立ちの女の子がいた。真面目そうな、感じの良い娘だと思った。彼女(K子)は勉強も良くでき、優等生だった。ある授業でたまたま席が隣り合わせになった際、K子がハンカチを忘れていった。次に顔を合わせた時にハンカチを渡してあげたのを機会に、付き合いが始まった。

K子は県立静岡薬科大学に入った。浪人中の私が住む市営住宅に花を持ってしばしば訪ねてくれた。花言葉についてあれこれ推量したものである。K子は頭の回転が良く、話もよく合った。手を握ったこともないけれども、自分にはとても甘美な思い出である。

K子の家は材木商で、さして大きくはないが門構えの家に住んでいた。二度目の東大受験に失敗した時、一浪後にある国立大学に合格した同級生がK子に婚約（？）の申し込みをしたという噂が聞こえてきた。この同級生は、高校時代に見下していた存在だったので、深刻には受け止めていなかった。

真偽を確かめるつもりで、K子の家に行くと、K子の母も席にいた。上品で穏やかな印象の母親だった。当のK子は緊張した面持ちで私を見ている。私が、ここでまずしなければならなかったのは、事実について聞き、K子の意向を確かめることであった。その一方、K子は私について良く分かっているはずだから、K子の方から、「それは単なる噂です」という類の発言があるのではないかと期待していたところもあった。いずれにしても、もう1年勉強して、本来自分が志向する医師になるために京大医学部に入るという方針を語り、その上でK子がかけがえのない存在であると言うべきだった。しかし、当時の私は口が回る方ではなく――現在も同様だが――、「懇願と受け止められるような言葉だけは口にしたくない」と考えているうちに、とりとめもない話をして帰ってきてしまった。浪人2年目という引け目もあったと思う。その晩は一睡もできなかった。以後、しばらくは不眠症気味になった。K子の意向は果たしてどうだったのだろう？いずれにせよ、切所で自分の考えを明確に伝えられなかったのは、一生の不覚であった。K子との縁はそれきりである。

ローマのシスティーナ礼拝堂にミケランジェロ作の著名な天井画がある。その中に描かれている巫女デルフィカの顔がK子に似たところがあり、画集などでその部分に目が留まると心が痛んだ。

■後日談

最近、K子が笑顔で私を抱き締める夢を見た。不思議にも満面の笑顔は家内だった。K子の夢はそれまで一度も見たことはなく、あまりに突然だったので、K子の身に何かあったのではないかと思い、高校時代の同級生で、K子の友人の関根絹子さんに問い合わせた。

関根絹子さんの返書に、「まるで『雨月物語』のようではありませんか」とあり、「K子の夫は脳卒中を患った末に亡くなったが、K子は自宅で介護を懸命に行い、その結果、現在は体調が思わしくない」と記されていた。しかし、電話で聞いた声は、いつものK子のように、明るかったという。脳に障害を持つ老人の介護を家庭で行うのは、介護者に過酷な負担を強いる。K子らしい誠実で健気なさまが偲ばれるのである。

■漆黒の夜空

私のいた市営住宅は4階建てのアパートで、清水市の町外れにあり、夜、屋上に出ると、漆黒の空に星が煌めいていた。余りの壮麗さにただ見ているだけなのは惜しく、星座表と見比べて、星の名前を覚えたりした。秋の夕暮れに、東の空にぼんやりとした形で現れる「すばる（プレアデス星団）」も面白かった。街の灯りが盛んになった近年では〝漆黒の夜空〟は遠い思い出になった。

■浪人中の読書

浪人時代はよく読書をした。『戦争と平和』に感動したのを皮切りに『アンナ・カレーニナ』『復活』を初め、日本で刊行されているトルストイの著作は探し出して全て読んだ。トルストイがベートーヴェンの『クロイツェル・ソナタ』に題をとった作品は、自分の妻がヴァイオリニストと不倫をして非常に苦しみ、妻を刺し殺してしまう話だ。この小説を読むと、自分の失恋の痛みがさらに強まるように感じた。トルストイの他に、『人はなぜ生きるのか』という題名の著作があれば、手に入るものは全て読んだ。自分自身も同じ問題を抱えていたからである。

第７章　海と私

■海水浴場が二つあった清水市

清水市は海辺の町で、海水浴場が二つもあった。「袖師」という家の近くの海水浴場と、清水港のある折戸湾を囲むように延びる三保半島の先端の「三保海水浴場」である。

両親は幼少時から時々「袖師」に連れて行ってくれた。砂浜に打ち上げられた小さなカレイを拾い、家で煮て食べたこともあった。

中学、高校、浪人時代は夏になると足繁く「袖師」へ通った。夏を待ちかねて5月に海へ入った時もあったが、寒さに耐えられず、早々に引き上げた。

■遠泳

袖師と三保海水浴場との間は約２㎞である。高校時代、級友の加藤守君とこの海域の横断を企てた。加藤君は中庸の人で、私と良く付き合ってくれた。ここは外海から清水港に入港する大型船の航路に当たっている。船の舳先に立っているウォッチャーに見つかると、大きな身振りで怒られたりした。２㎞ほどの距離でも、海は広大である。風が少し吹いても泳ぎのスピードに影響する。自然の大きさに対する人間の矮小さを実感するのであった。衣服は袖師の浜辺に置いてあるので、三保から袖師まで泳いで帰る。太陽と波の反射で、日焼けし、数日後には顔の皮がボロボロむけた。

　この遠泳は、浪人時代に平塾の仲間ともう一度行った。

■夜光虫

　昼泳げない時は、夜に清水港へ行った。人の居ないのを見澄まして、岸壁から飛び込む。夜の海はやや不気味だが、水泳をしたいという誘惑には勝てなかった。浪人は運動不足なのである。水を掻く指の先から、夜光虫が光って散ってゆく。それも魅力だった。

　８月の中旬を過ぎると台風の影響で海が荒れる。浜に大波が打ち寄せるが、その波の下を潜れば、何ということはない。少し沖に出て適当な波を見つけ、素手で波乗りをしていた。この頃には〝電気クラゲ〟も出現する。このクラゲに刺されるとその部分に激痛が走り、線状になった赤い斑点が数週間は消えずに残った。

第8章　京都大学医学部［1957〜1963（昭和32〜38）年］

入学試験に遅刻

平塾で受験勉強のコツが分かり、無駄なく勉強できたので、自信をもって京大医学部の入学試験に臨むことができた。倍率は7倍である。万一を考えて、京都府立医大も受けた。こちらの倍率は35倍だった。

中学の同級生広田道男君が先に京大に入学していたので、彼の下宿先に泊めてもらって入学試験を受けた。広田君は京大交響楽団に所属してチェロを弾いていた。試験の昼休みに、「チェロを聴いていくか？」と言うので、オーケストラボックスで彼が弾いてくれるチェロの音に耳を傾けた。ところが、徐々に午後の試験開始時刻が迫ってくる。広田君が一心に弾いてくれているので言い出せずにいると、いよいよ試験の時刻になった。さすがにそのことを伝えると、「え？大変じゃないか！」と広田君は大いに驚き、私を乗せた自転車を懸命に漕ぎ、試験会場へ届けてくれた。会場の薬理学教室に着くと、大きくて分厚い扉はすでに閉まっている。「万事休すか」と冷や汗が流れる思いでノックすると、扉が開いて中に入れてくれたのはありがたかった。その時の試験科目は数学で、得意の幾何が4問あったが、遅れて慌てていたらしく、2問は楽々と解いたものの、1問は簡単な解を見落としてしまった。試験の結果については自信があったので、合格発表を聞いても小躍りすることはなかった。京都府立医大からも合格通知が届いた。

京都大学の授業料は、医学部でも年に3千円だった。高校の授業料と同額である。高校では校友会費500円を要したので、高校より負担が軽かった。私の家の経済状態では、国立大学以外の選択肢はなかった。京都府立医大を受験したのはよくよくのことであった。

■二度観た桜

ようやく解放された気分に浸りながら、清水で桜の満開を観た後、4月に上洛すると京都の桜はまだ蕾だった。その年は桜を2回愛でることになった。入学手続きの医学部の面接で、担当官がぼそっと、「君は7番」と言ったように憶えている。京都大学の教養学部は宇治にあったので近くの農家に下宿した。

■ボート部に勧誘されて——親友水上智夫君との出会い

入学する前に京大構内を歩いていると、声をかけてくる上級生と思しき学生がいた。私が医学生であることを確かめた後に、身長順に並べられた新入生の名簿を示し、「○月○日に瀬田川で新入生歓迎の学部対抗ボートレースをやるから、医学部新入生でここに名前のある人を集めてくれ」と言う。身長が170㎝以上ある学生が載っていて、私の名前はなかった。168㎝（後に171㎝に伸びた）の私にお呼びはなかったのだ。

それでも私は学生の頼みを素直に受け取って、名簿と身長を頼りに、まだ名前も分からない同級生に声をかけて回った。ある男のところへ行くと「ポン引き奴」というような目つきをされ、返事もしてくれなかった。こんな人間とこれから6年間も一緒なのかと思うととても嫌な気持ちになった。ところが当日になって、その感じの悪かった男が、「おい、ワイも行くで」と言う。その男が後に親友となり、生涯の付き合いとなる水上智夫君だ。

水上君は頭が良く、さっぱりした性格で、取り繕うところがあまりないので、外見が冷たい印象を与える場合もあるが、実は温かい心の持ち主だ。私は彼に〝メッサーシュミット〟というあだ名を密かにつけていた。第二次世界大戦中のドイツ空軍の花形戦闘機「メッサーシュミットMe109」は、速度や武装に優れていたが、航続距離と旋回性能に難があった。彼の切れ味と格好の良いところがMe109のイメージに重なったのである。

余談だが、イギリスの占領を図るドイツは、まず空軍でロンドンに大規模な空襲を仕掛けた。Me109が爆撃機の護衛につく。しかし、航続距離が短いために、ロンドンでの滞空時間を長く取れず、十分に護衛の役目を果たせなかった。そこへイギリス軍の戦闘機が殺到して、ドイツの爆撃機を次々に撃墜し、ヒトラーの野望“Battle of Britain”は阻止されたのである。

■学部対抗ボートレース

瀬田の唐橋の近くにボート部の合宿所があって、ボートレースに出場するメンバーは、そこに通って練習する。使うボートは安定性が高い初心者向きのナックル・エイトで、8人の漕ぎ手と舵取り役のコックスが乗る。漕ぎ手のシートは固定式である。

8学部の学生が集まり、数週間の練習の後に試合をする。ボート部員が練習を見てい

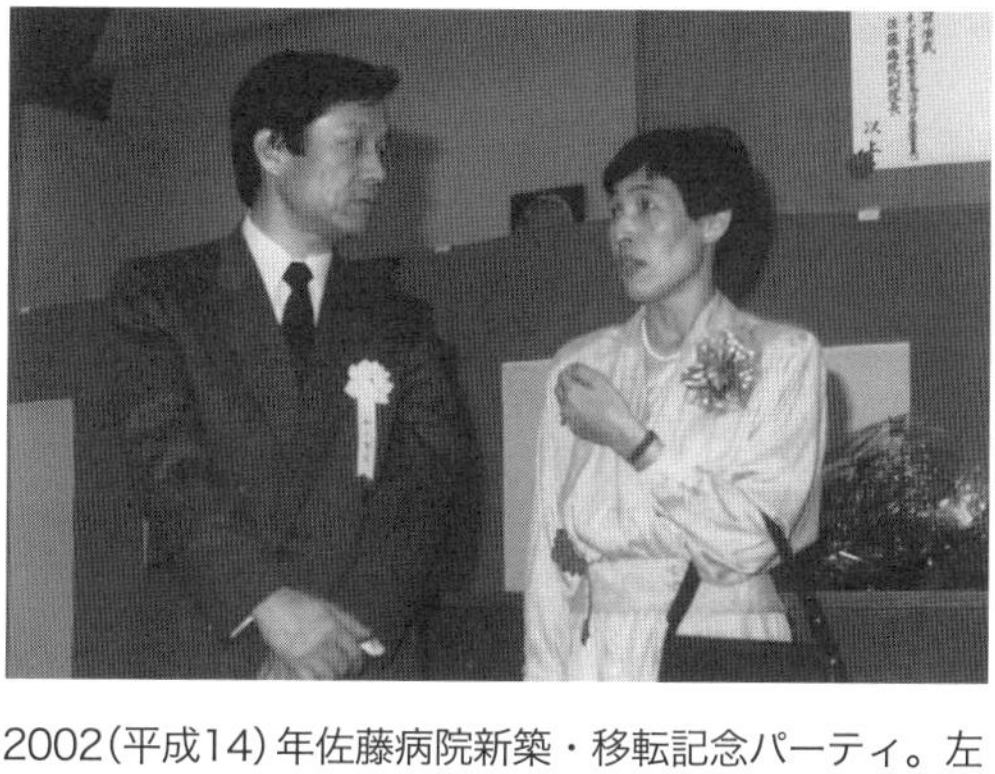

2002(平成14)年佐藤病院新築・移転記念パーティ。左が水上智夫君、右は同級生木原靖郎君夫人。佐藤外科開院直後に薬剤師として貴重な貢献をしていただいた

て、漕ぎ手の位置を決める。私は6番だった。6，7番のあたりが、ボートのエンジンに当たるという。水上君はバウ（1番）だった。

唐橋の橋脚にボートを固定し、スタートの合図で一斉に漕ぎ始める。医学部は優勝しなかったが、上位の成績だったと思う。

レースが終わるとボート部へ勧誘され、レースに出場した幾人かがボート部に入った。私と水上君も入部した。その頃の京都大学ボート部は全盛時代で、オリンピックの日本代表を決める試合の決勝戦まで進むほどだった。決勝で慶應義塾大学に1尺（30㎝）の差で惜敗した。それで「1尺会」なるものを結成して捲土重来を期していた。そのような一流のクラブに入るのは望むところであると思ったのである。間もなく、シートがスライドする上級の「シェルフォア」を漕がせてもらった。写真で私はコックスの前にいる。漕艇はなかなか魅力のあるスポーツだった。

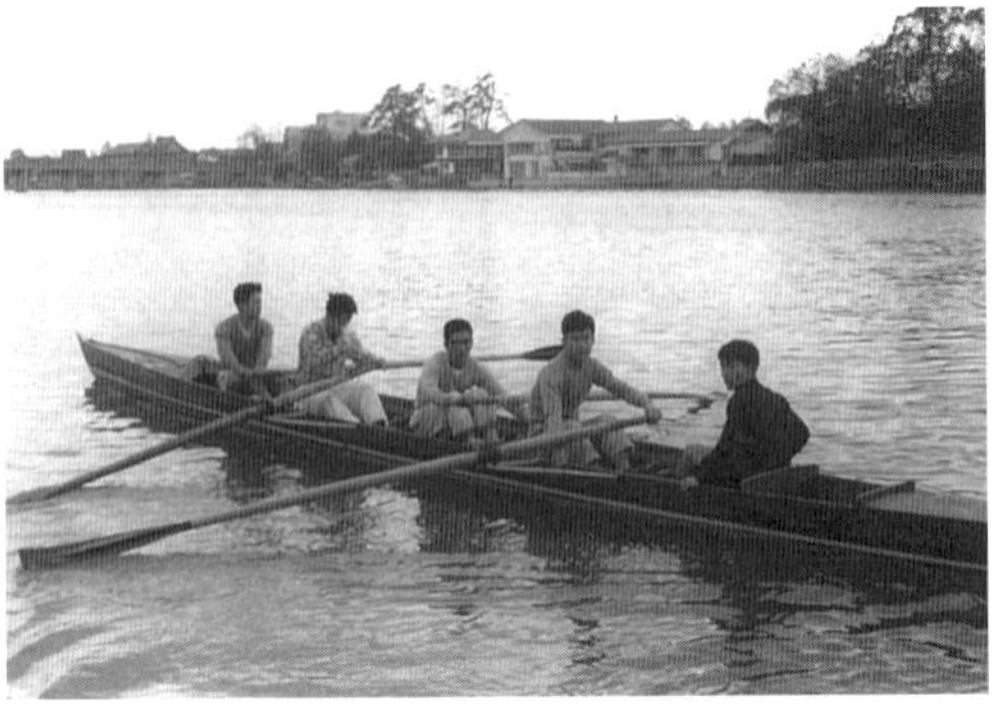

■ラグビーにも参加

西日本医学部学生体育大会で、人数合わせのためラグビー部にも駆り出された。

■ガンツ

ボート部では合宿所から、紫式部で有名な石山寺まで早朝ランニングを行う。それが終わってから朝食を取り、各々が学校へ向かう。水上君は現役で合格した秀才だが、意外にサボるのが好きだった。私と水上君は合宿所の布団の中で互いに顔を見合わせてニヤッとすると、「今日もガンツしようか」となる。ガンツはドイツ語のganz（完全に）のことで、授業を全部サボって学校へ行かないという意味だ。二人は朝飯を食べ終えるとまた寝床に戻る。そのような日がしばしばあった。

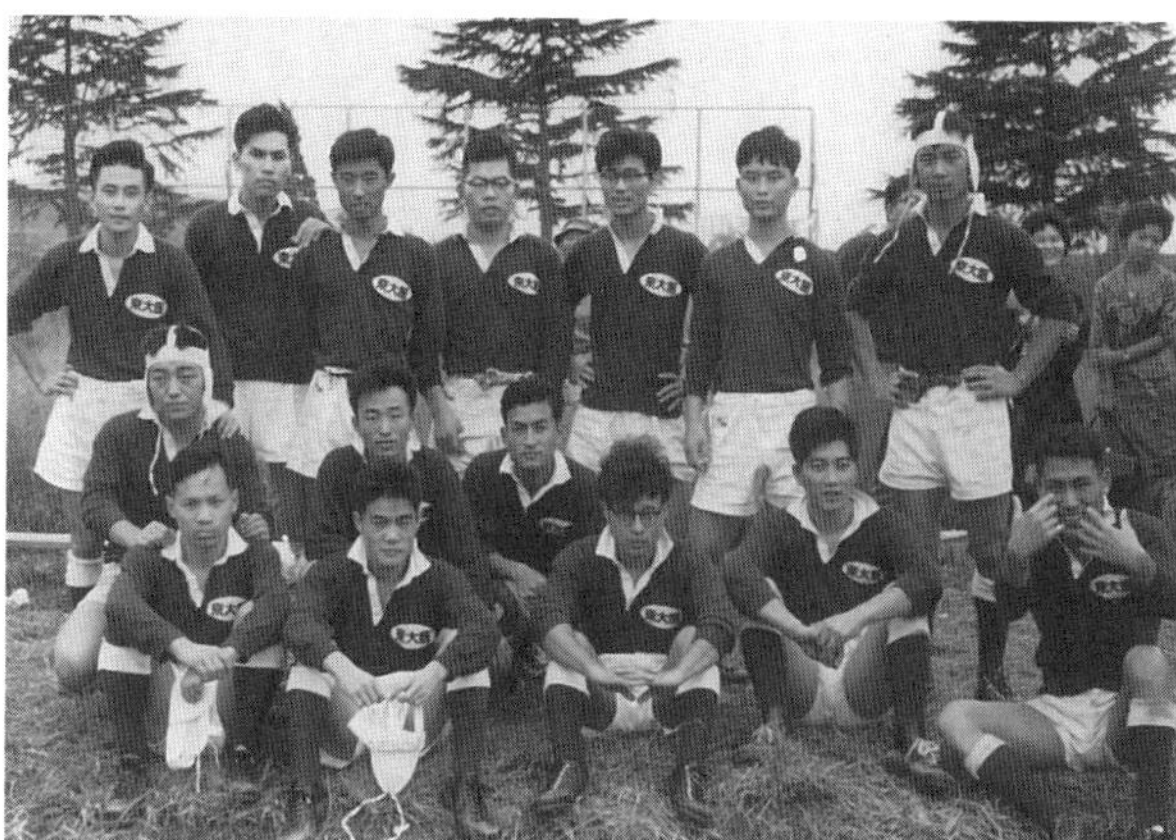
後列右から同級生吉村義人君、私、安田隆三郎君、清水幸夫君

期末試験が近づき、教養学部のある宇治分校へ行くと、昼休みに教科書を一心に勉強し

ている同級生がいて、驚いたり、いささか不安になったりした。私は下駄履きで登校したので、クラスメートの不審の目を浴びた。

ボート部については、1学期が終われば、部の様子はだいたい分かる。ボート部のレギュラーになれるのは8人だけだ。ボート競技はスライドする座席で足と手をいっぱいに使うので、身長の高い者が圧倒的に有利である。何回数えてみても、私の身長はレギュラーの中に入らない。レギュラーになれない部員はマネジャーという名称を与えられ、合宿所の炊事係になる。自分にそのような役目が果たせないのは明らかである。ボート部は1学期で迷いなくやめた。

医学部のボート部もあって、入部を要請されたが断った。全学の運動部でなければやりたくなかった。172㎝だった水上君も同じ考えで一緒にボート部をやめた。大学に入学したら、運動部に入ると決めていた。私はもともと体を動かすのが好きな人間である。知力の限界は十二分に悟ったので、体力と気力の限界に挑戦したかったのだと思う。今風に言えば「自己実現」を目指したのであろう。

京都大学空手道部

第三部

第9章　私の土台を作った京都大学空手道部

［1957〜1963（昭和32〜38）年］

■歯止めが利かなかった自主練習

水上君の他に、もう一人ボート部をやめた医学部同級生がいて、一緒に新しいクラブを探すことになり、まず柔道部の見学に行った。練習場は「養気館」という昔風の建物の中にある。道場は半分が畳で、半分が床張りである。畳の方で柔道部が、床張りでは空手道部が練習していた。柔道部と空手道部の練習をぼんやり眺めていたら、空手道部の先輩株がつかつかと近寄り、「君たち、空手道部に入りに来たんだな」と半ば強引に入部させられた。

入部したからには練習に全力で取り組んだ。空手道部の練習は3時から5時までである。空手の修練には「突き」「蹴り」の基本動作の反復が肝要である。これらは独りでできるので、空手道部の正規の練習の他に、休日にも道場へ行き、自主的に取り組んでいた。また、体力をつけるために筋トレにも励んだ。入学時の私の体重は60kgで、それが毎年1kgずつ増えてゆくのが楽しみだった。65kgが選手時代の私のベストな体重だった。

しかし自主練習には歯止めが効かない。気がつくと体力切れしていて趾の股が割れたり、口角が切れたりして、熱が出た。運動選手として大成する人は、厳しい練習を維持できる体力を備えた人ではないか、と最近考えている。常人の限界を超える練習に耐える体力がなければ、常人を超える技術は習得できないに違いない。

空手道に全力を挙げて取り組むことによって、自分の中に芯ができたような感覚が生まれた。その後の人生で様々な問題に直面しても、重心が定まっていることで、自信を持って行動することができたように思う。空手道から「継続は力なり」ということも、身をもって学ぶことができた。

■解剖実習との両立に苦労

教養課程の2年間は授業の出欠を適当にできたが、専門課程に入ると授業の他に実習が始まる。実習には必ず出た。

特に困ったのが解剖だ。解剖実習は3時から始まり、空手道部の練習と全く同じ時刻に重なる。空手道部では3回

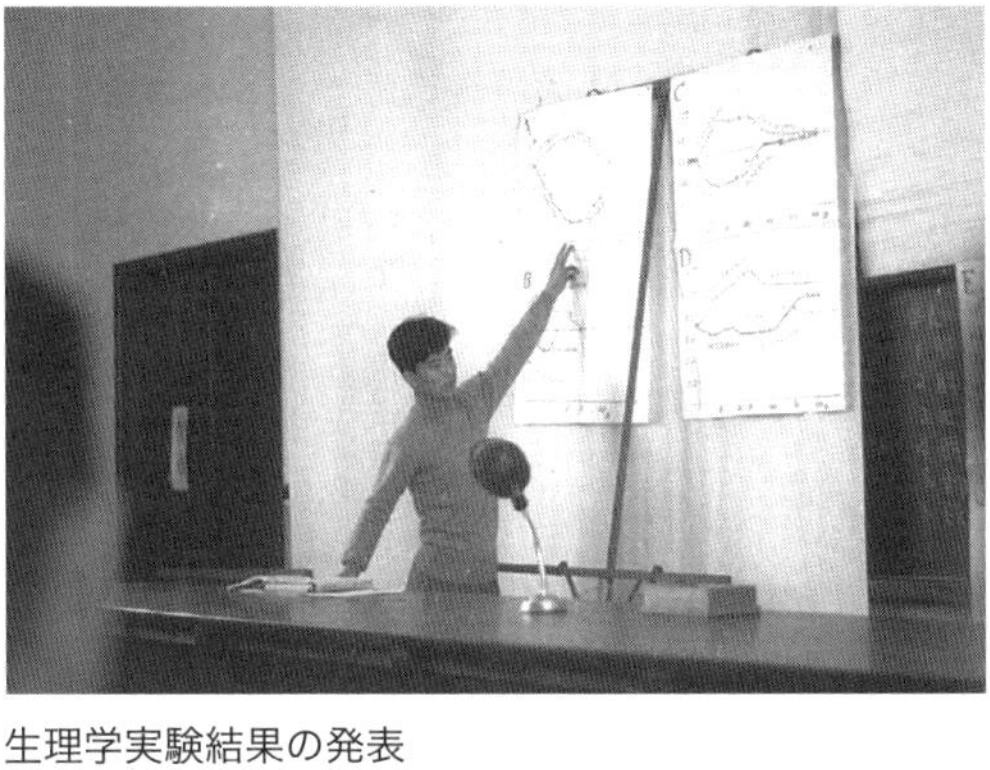

生理学実験結果の発表

生になると技の修練も進み、段位を獲得し、試合ではレギュラーの一員として出場する。とても重要で、〝脂の乗った〟時期なのである。切羽詰まったが、解剖実習は、空手道部の練習の後ですることに決めた。解剖実習を独りでするのは心許なかったが、やむを得なかった。

解剖は8人がグループになって1体を解剖する。「頭部」「胸部」「腹部」「四肢」の4部位を8人のグループが2人ずつペアになって行う。ペアの人には申し訳なかったが、事情を話し了解してもらった。5時に練習を終え、食事を済ませてから、6時頃に小使いさん（用務員）に鍵を貸してもらって解剖室に入る。扉を開けると10数体の検体が布で覆われてずらっと並び、ホルマリンの匂いが鼻を突く。最初の頃は、部屋に入るのにも、検体に接するにも、かなりの気合を必要とした。教科書を持参し、それを脇に置いて見ながら2時間ほどかけて実習する。「これだけは買っておけ」と言われて、なけなしの金で購入した高価な「Rauber-Kopsch解剖学」が、解剖実習では非常に役に立った。

空手の試合と大学の試験が同じ日に重なると、試合の方に行った。そのためもあり追試を4回も受けたことがあった。今でも京都大学の寛容をありがたく思っている。

ちなみに、私の後、京都大学医学部出身で空手道部のレギュラーになったのは、私の20

年後に入部した西尾健資君［1983（昭和58）年卒］だけである。彼は京都大学空手道部が西日本学生空手道選手権大会に優勝した際も選手の一員として活躍し、卒業後は監督として空手道部を指導した時期もあった。彼は私が病院を開設した時から、神経内科医として、夜診の一部を助けてくれている。

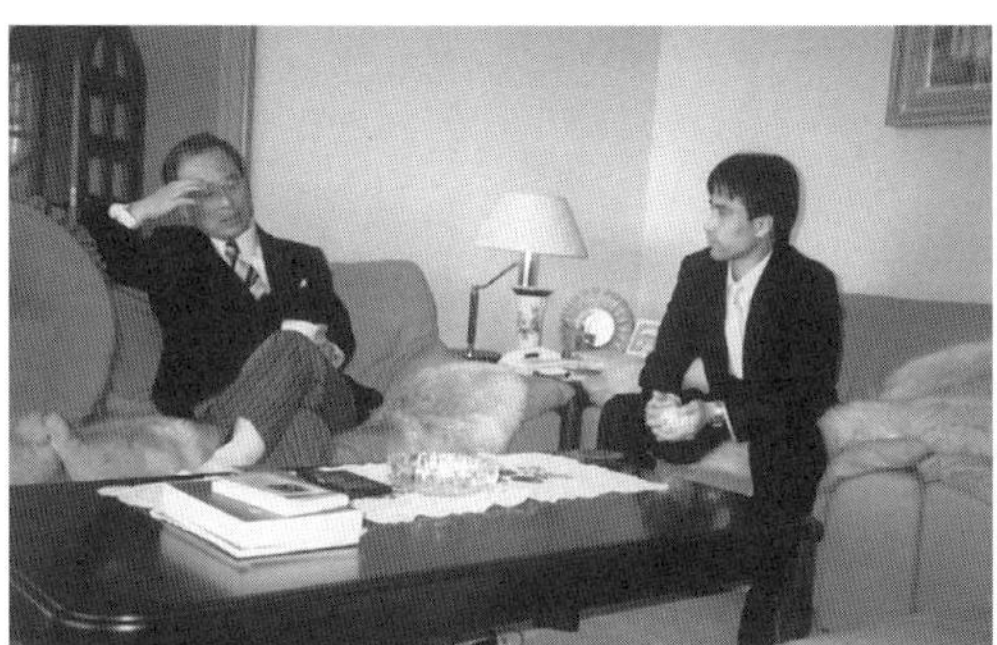

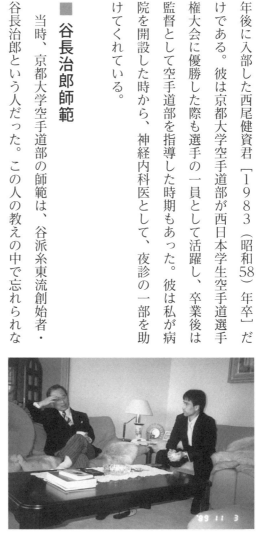

右が西尾健資君、私の自宅で

■谷長治郎師範

当時、京都大学空手道部の師範は、谷派糸東流創始者・谷長治郎という人だった。この人の教えの中で忘れられないものの一つが、「日常生活でも無駄のない滑らかな動きをする所作を心がけなさい」という言葉である。ドアの開け方一つとっても、その心がけが空手の修練に役立つという。

『全国学生空手道東西対抗戦』

京都大学空手道部部誌　１９７４年

強い思い出の一つは東西対抗戦である。東西対抗戦は名古屋を境にして、全国の大学を2分し、東西それぞれ30人の選手を選出して対戦する。四回生（医学部二回生）の時、千里山の関大道場へ出かけ、他校の選手と組手（実戦形式の練習）などを行う形で選考を受け、１９６０（昭和35）年第四回大会に参加する機会を得た。この年は会場が東京千駄谷体育館だったので合宿が組まれた。一行は、前年に引き続きその年も全日本学生個人選手権を取ることになる名選手、関大の友寄を主将に、錚々たる連中が揃っていて、合同練習での組手などは随分勉強になった。それだけに、試合前の数週間は精神の集中に努めた。

試合当日、驚いたことに自分の相手は、帰省するたびに通っていた日大系の道場で、何度か教えてもらったことのある日大の主将であった。日大は当時全日本の優勝候補の常連であり、事実優勝もしているので、その主将ともなれば格違いの強敵である。おまけに自分のところまでに西軍は二点リードされていた。自分の出番は二七番目で大将戦まで残り試合が少ないので、ここで負ければ西軍の勝利は覚束なくなる。さまざまな想いが頭をよぎったが、「勝敗はともかく、胸の〝京大〟のマークをいささかでも傷つけるような試合はすまい。そのためには断じて後に退かない、得意技に徹する」と決めて立ち上がった。自信があるのであろう、相手は少しもためらわずに間合いを詰めてくる。最初の一合、夢中で出した中段突きに〝技有り〟の判定があったが、副審からの異論で協議の末取り消され、その後まったく同様の経過がさらに二回繰り返されると、もう相手は出てこなくなった。その時入江監督（関大OB）の、「サトウ、サトウ！」と低く呼ぶ声が聞こえた。これは試合前の打ち合わせで、「チャンスとみたら名前を呼ぶから攻勢に転ぜよ」という合図である。されば、と間合いを詰めにかかったが、相手は退がるだけなので、とうとう引分けに終わってしまった。この年西軍は僅差で敗け、自分も大事なところで勝点をあげることが出来なかったものの、充実感は残った。

次の年、自分は医学部だったのでまだ学生であり、空手を始めたのも遅かったので、もう一年頑張ることにした。第五回の東西対抗は、関西学生空手道連盟より、京大から選手を一人出すように通知があり、四回生諸君にすすめられて二度目の出場をした。相手は明治の二段で、秋の全日本では優秀選手の一人に選ばれた動きの速い選手だったが、技有り二本で勝つことができた。西軍も優勝した。
卒業時に、谷長治郎師範から三段を授与された。

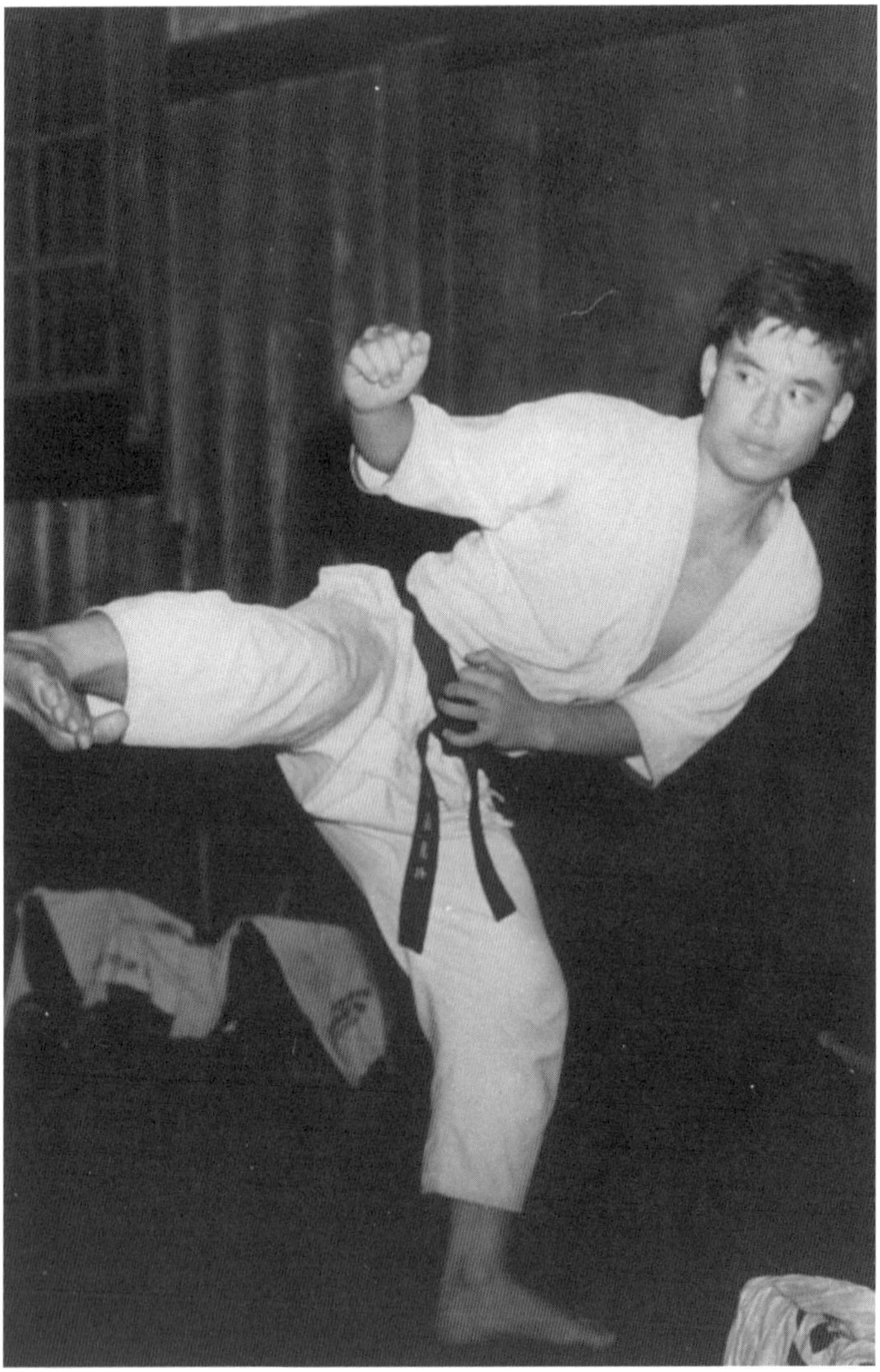

道場にて

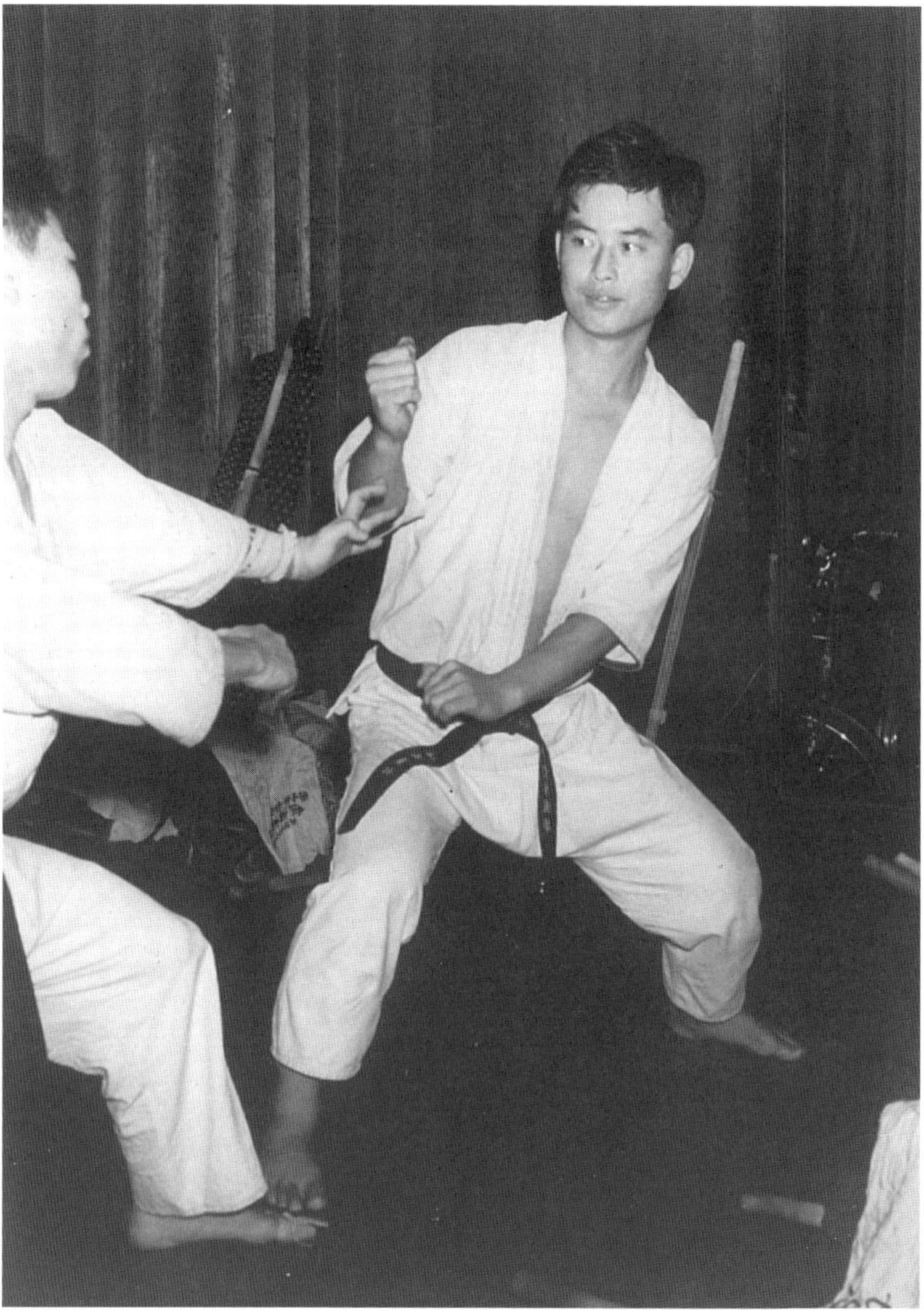

左は深井俊明君（工学部 昭和37年卒）

第10章　京都大学空手道叡空会

■叡空会幹事長〔1975〜1982（昭和50〜57）年〕

〝叡空会《えいくうかい》〟は京都大学空手道部OB会の名称である。

1963（昭和38）年に医学部を卒業後は、学生時代に全身全霊を打ち込むように取り組んだ空手から、あっけなく離れてしまった。私にとって空手は、外科医の片手間にできるスポーツではなかった。

私が四国の赴任先から帰ると、空手道部で同期だった伊藤和徳君が私をOB会へ誘った。1975（昭和50）年から1982（昭和57）年まで幹事長としてOB会（途中で叡空会に名称決定）の世話役をした。

『叡空会幹事長交代にあたって』

昭和57年度京都大学空手道叡空会会誌『叡空』

私が、京大空手道部OB会幹事長をおおせつかったのは、1974（昭和49）年度のOB会でした。その間にあった、会と部に関る主要なできごとを2、3あげれば、OB会およびOB会誌の名称決定〔1977（昭和52）年、それぞれ「叡空会」および「叡空」に決定〕、叡空会会則の制定〔1981（昭和56）年〕、全関西学生空手道選手権大会優勝〔1976（昭和51）年〕、全関西学生空手道選手権大会準優勝〔1980（昭和55）年〕、全国国公立大学空手道選手権大会4連覇〔1981（昭和56）年まで〕といったところになるでしょうか。

会則などはなしで済ませることができれば、それにこしたことはないのですが、OB会が大きくなるにしたがい、さまざまな意向が出現して、時にまとまりにくい場面もあり、組織としての骨格が必要とされたということでしょう。

全関優勝の報せを部から電話で受けた時のことは、今なお鮮烈な印象となって残っています。「良くやってくれた」「ご苦労様」そのような言葉が心の底から出ました。多くのOB諸兄の胸のうちも同様だったことと思います。その後も、部活動に関しては、文字通りエポック・メーキングな業績が積み重ねられています。叡空会としては、できるだけの手助けをしてあげたいものです。

同期の名物男、伊藤和徳君

伊藤和徳君は京大法学部卒業後、裁判官を目指した司法試験や国家公務員上級試験に挑戦したが果たせず、結局、就職しないまま36年間も京都大学空手道部を指導し、2000(平成12)年に急逝した。ヒゲだらけの顔と高下駄、時に羽織・袴で異彩を放っていた。以下は私から見た彼である。

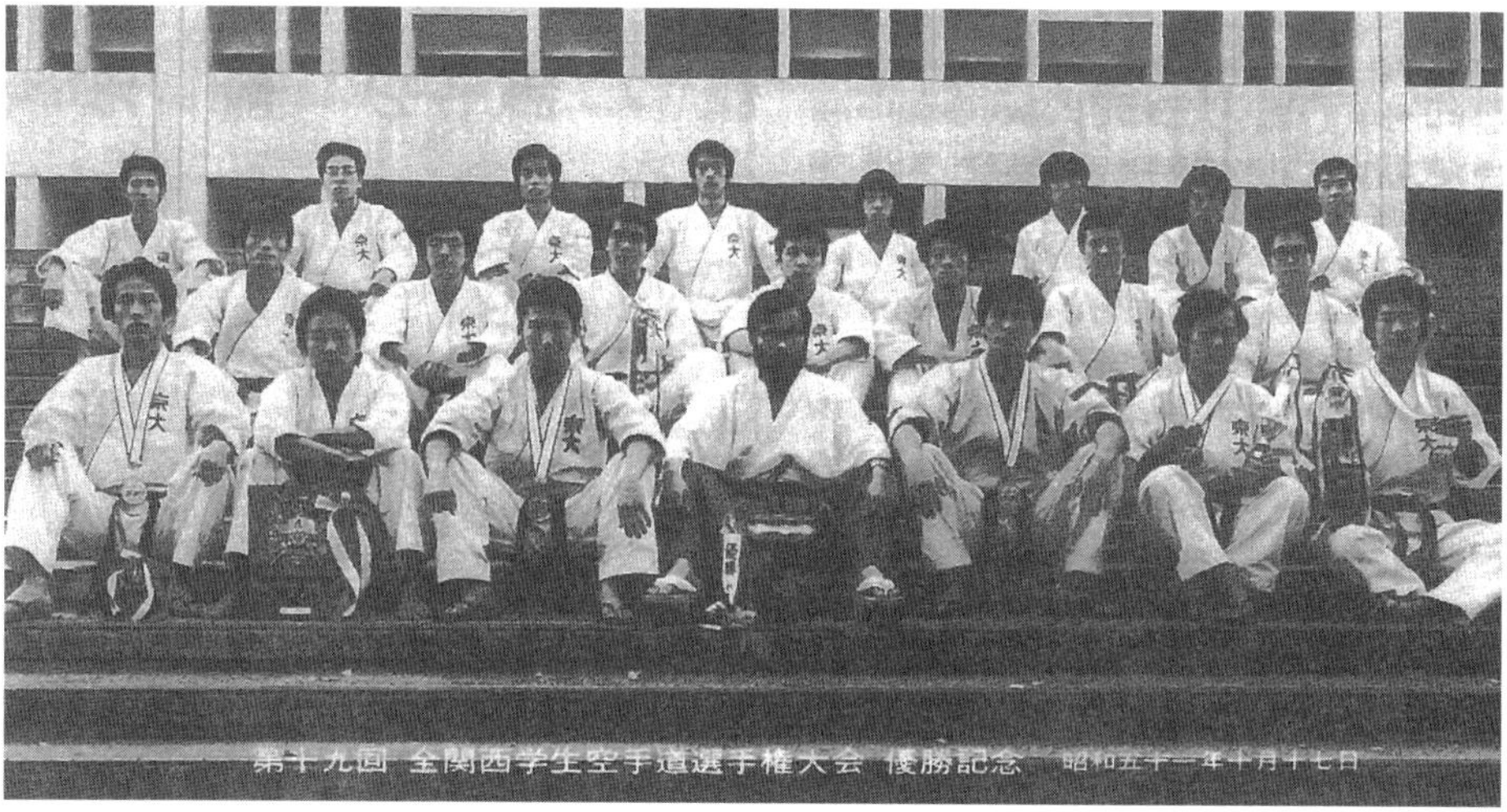
第十九回 全関西学生空手道選手権大会 優勝記念 昭和五十一年十月十七日

1976（昭和51）年 京大空手道部が全関西学生空手道選手権大会に優勝。前列中央が伊藤和徳君

『栄華の巷低く見て』

平成12年度『叡空』

京都大学空手道部師範であり、総監督を兼ねていた伊藤和徳君が9月7日に急逝した。伊藤師範は1961（昭和36）年に京都大学法学部を卒業以来、36年間に亘り京都大学空手道部を指導し、OBによる指導部体制を確立して我が部の体質を飛躍的に向上させた。

この間、我が部は学生空手道選手権大会で「西日本」と「全関西」に優勝したのをはじめ、全国国公立では優勝常連校になるなど数多くの輝かしい成績を収め、OBに優秀な人材を輩出した。これは一にかかって歴代部員の懸命な修練の賜物に違いないが、部員に対して道場の指導だけでなく、日常生活まで目を届かせていた伊藤和徳の存在を抜きには想定しがたいことでもあった。

伊藤師範と私との関わりは、彼が1959（昭和34）

年に学士入学と同時にわが部に入部した時に始まる。学年は同じでも、彼はすでに法政大学を卒業するなど人生経験が豊富な上に、老成の風があり、終生何かにつけ面倒見がよく、親切であった。

国家公務員上級試験を目指しているとのことで、下宿を訪ねると部屋は書物で充満し、壁には旧海軍兵学校の五省が大書して掲げられ、部屋の主人の尋常ならざる気迫が伝わってくるのであった。青春の一断面として清冽、高雅な趣も感じられた。

しかし、私が医学部卒業後、新米医師として信州や四国の病院などで5年余の修練を終え京都へ帰った時にも、彼の生活にはほとんど変化が見られなかった。私はやや唖然とするとともに、少なからぬ不安感に襲われた。家庭と子供を持ち、社会の一員になった者の目に彼の生き様は異様に映らざるを得ず、同じ型の繰り返しに展望が見出される可能性があるのだろうかと懸念したのである。

このような場面で人に意見するのは極めてデリケートな問題である。しかし、同期として黙っているわけにはゆかないという義務感に突き動かされ、「行き詰ったとみたら柔軟に方向を変えることが大切であり、それが真に勇気ある行動である」という趣旨のことを伝えたと思う。さらに後年、周囲の要請もあって、決然とした説得を試みたこともあった。

人それぞれに価値観は多様である。拙文の標題は誰も知る一高寮歌の一節だが、伊藤師範の胸中にも余人には伺い知れぬ高遠な理想が存在しつづけたに違いなく、世事を顧慮するいとまは無かったのであろう。

彼が誠実、熱血のひとであったことは京都大学空手道部の歴史の上に顕現している。

ご冥福を祈る。

■叡空会会長に推される［2017（平成29）年］

私は幹事長交代後、出井朗夫会長（昭和29年卒）の下で副会長を務めてきたが、京都大学空手道部創部80周年［2017（平成29）年］を機会に、出井会長が退任された後、会長に推された。

京都大学空手道部のために、微力を尽くしたいと考えている。

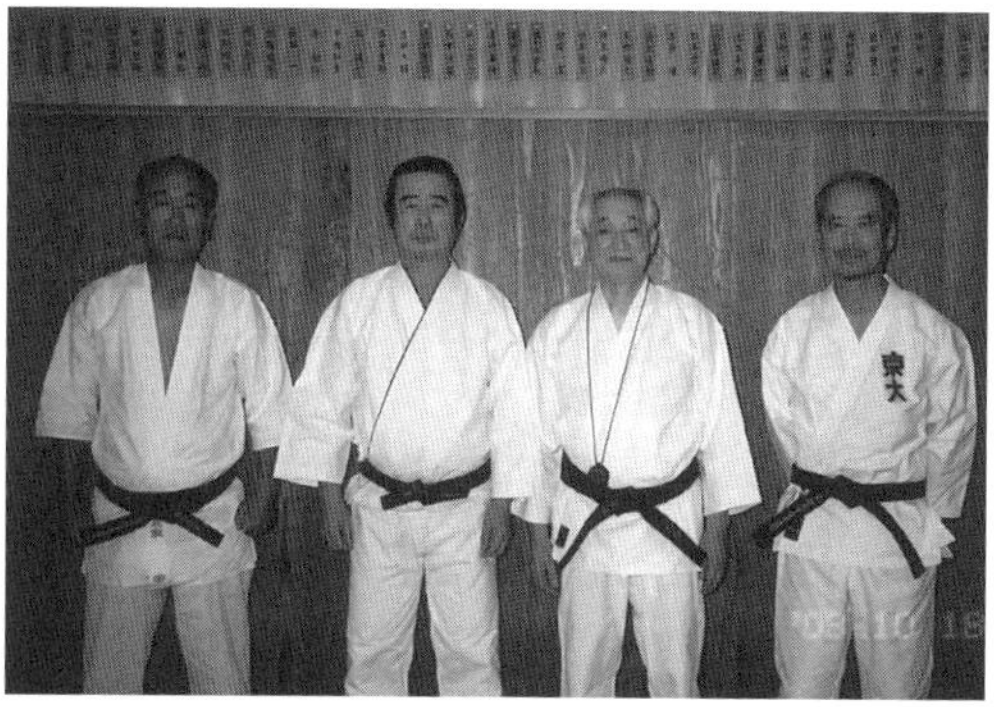

右から私、出井朗夫前会長、竹内政明副会長、名取力顧問

第11章　独学で始めたヴァイオリン［1955～1959（昭和30～34）年］

■ホーマンヴァイオリン教則本

浪人時代に、どのような風の吹き回しか、父がどこからかヴァイオリンを貰ってきて私に与えた。私の浪人生活を見かねたのかもしれない。父は不器用だが、そのような優しい一面もあった。突然ヴァイオリンを貰ってしばらく困惑したが、初心者向けの〝ホーマンヴァイオリン教則本〟を買い、独学で取り組み、全3巻を一応仕上げた。ついで、〝カイザー練習教本〟に進んだところで、浪人時代が終わった。

ヴァイオリンを始めて良かったことの一つは、指の動きが良くなったことだ。ギコギコとさぞうるさかったと思うが、家族はよく我慢してくれたものと思う。

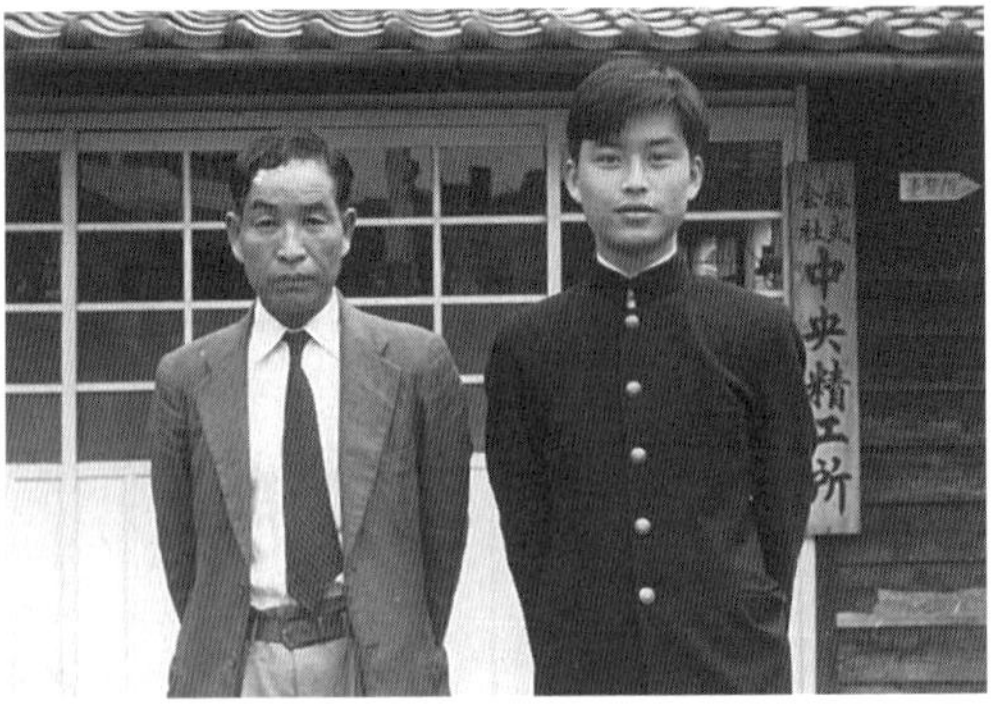

父と

■シューベルトの歌曲集

大学に入ってから、楽器店で目に入ったシューベルトの歌曲集「冬の旅」を買い、いくつかの曲をヴァイオリンで爪弾いてみると、心に染み入るようなメロディーに感銘を受けた。懐かしさを感じさせたり、心の奥底にあるものを掘り起こしてくれたりするような感慨を受けた。大変魅了され「美しき水車小屋の娘」「白鳥の歌」の歌曲集も手に入れて、24曲全部を弾いてみた。

たまたま私の下宿を訪れた水上君も「冬の旅」に耳を傾けた。

「辻音楽師（Der Leiermann）」という曲をよく弾いた。この曲には、絶望と諦観が滲み出ている。『村外れに辻音楽師が凍えた指でLeierという楽器を弾いているのだが、誰もお金を入れず、聴こうともしない。犬は老人に向かって吠えたてる。それでも、老人はただ黙って楽器を弾き続ける』。水上君はこの曲をとても気に入っていた。彼は家庭も恵まれていて、お父さんは学校の教師で、閑静な住宅地の一角に住んでいた。京大医学部にも現役で合格しているのである。若い私たちが、どうしてこの曲に惹かれたのだろう。人生の深淵を覗いてみたかったのかもしれない。

■京都大学交響楽団にも一時入った

大学に入学してから少し欲張って京大交響楽団にも入った。京大交響楽団は1916（大正5）年に結成され、チャイコフスキーの交響曲第6番『悲愴』など数々の日本初演を果たし、朝比奈隆（1908〜2001）などの著名な音楽家を輩出している。

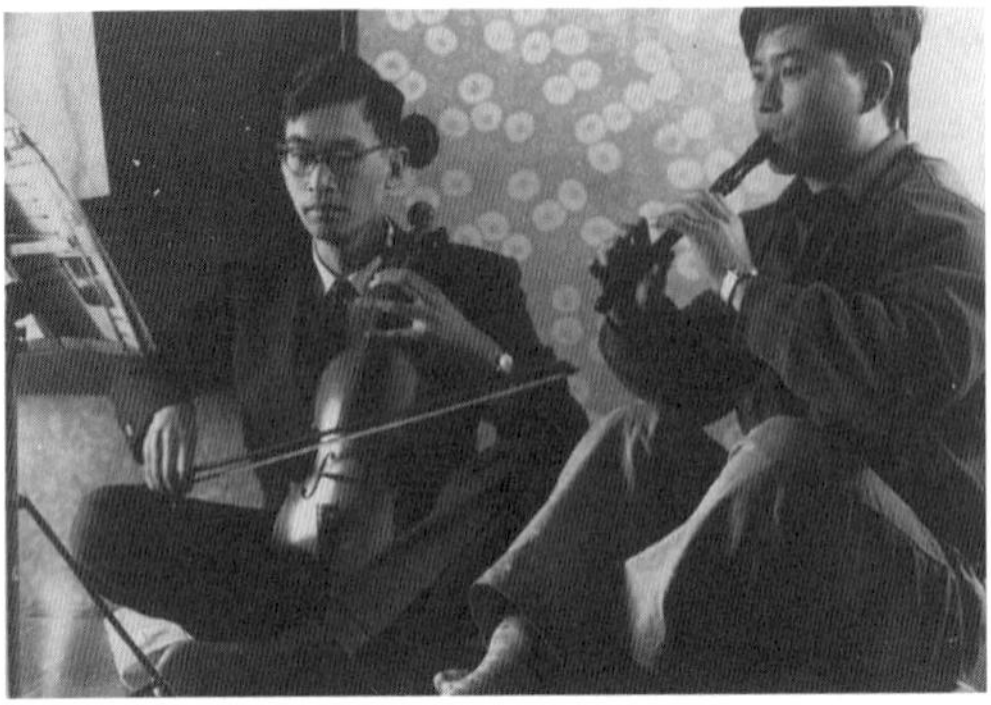

私はブロックフレーテを吹き、チェリストの広田君はヴァイオリンをチェロ式に弾いている

演奏会を控え、第2ヴァイオリンの私に、コンサートマスターが優しく、懸命に指導してくれる。ある時、「君は音程は正確だが、半音の場合に問題がある。ヴァイオリンは自然音階で演奏するのだから、半音を押さえる位置は、音階を上げていく時と下げていく時とでは変えなければならない。それによって、平均律のピアノと違い、メロディが滑らかに聴こえるのだ」と教えてくれた。残念ながら、私の耳はその違いを聞き分けられず、才能の限界を感じた。分からないままに教えてもらうのは心苦しかった。

空手道部との両立も難しかったので、京大交響楽団は間もなく退団した。後年、入学試験の時にチェロを弾いてくれた広田道男君にヴァイオリンを見せると、「ボロの割によく鳴る」と言うので、あげてしまった。

■造船所でアルバイト

大学1年生の夏休みにアルバイトをした。清水市に造船所があり、そこでの肉体労働で、体を鍛えることも期待した。ハードな仕事だったので、他のアルバイトよりも賃金が高かった。

船を造るための材料を担いで運ぶのが主な仕事である。船は鉄でできているので、夏の炎天下ではフライパンの上で作業しているようなものだ。若さに任せて、夜の部の9時まで働くと家に帰るのが10時になる。翌日は6時に起きて8時から始まる仕事に行く。睡眠時間が足りず、その生活を何日間か続けると、さすがに疲労が蓄積していく。社会科で習った「労働の再生産」という言葉を実感した。

造船所では、塩の入った薄い粥を大きな鉄釜に入れて薪で沸騰させていた。最初は、夏の最中にカンカン照りの下で?と思ったが、作業をすると熱いけれども、それを飲まずにはいられなくなる。大量に発汗するので、水と塩分を補給する智恵だった。

■北海道旅行［1957（昭和32）年］

アルバイトで得た一万円で、17日かけて北海道を一周した。一万円の資金では旅館に泊まる余裕はなかったので、米、缶詰、飯盒、寝袋を担いで行った。バックパッカーは1990（平成2）年頃から盛んになったというから、私はその走りかもしれない。

一日の課題は、夕方に、飲める水があって、寝袋を広げて寝られ、人目につかない場所を探すことであった。初日に着いたのは、うら寂しい長万部《おしゃまんべ》の海岸である。恐る恐る寝袋を広げていると、〝ギャー！〟という鳴き声がする。ゾッとしながら声の方を見ると、ネコが子を守っていた。

17日間のうち、寝袋以外で眠った夜が二度だけあった。一度目は支笏湖畔で、〝舌辛《したから》音作《おとさく》〟というアイヌの長老と思しき人に声をかけられ、アイヌ部族の家に招かれて泊まった時だ。若い人たちの歌を聞き、酒を飲み、食事をご馳走になった。恩返しをしようと思いながら果たせていない。

もう一度は山小屋だった。北海道最高峰の大雪山旭岳（標高2291m）に登山して、山頂で寝袋を広げて寝ようと思った時に、天気が怪しくなった。夏でも旭岳の山頂は氷点下になる。さらに雨に打たれると命の危険に晒される。急いで下山し始めると霧が出てきて、帰り道が分からなくなった。5万分の1の地図も、磁石もお手上げである。仕方なくその場で動かずにいると、わずかに霧が晴れて、遠くの山腹に1本の道が目に入った。命綱である。その方向を目指して霧の中を遮二無二進み、山道に辿り着いた。下山の途中から雨と風が激しく吹き荒れてきたが、暗闇の中をひたすら前に進んでいくしかない。しばらくすると遠くにぽつんと小さな明かりが見え、近づいていくと山小屋だった。山小屋にいた人たちは、「こんな嵐の中をよく帰ってきた」と迎え入れてくれた。温かい食事をもらい、泊めてもらった。もし、あのまま山頂にいたら、無事ではなかったであろう。そして、霧の合間に道が見えたのは奇跡的な出来事だったと思う。

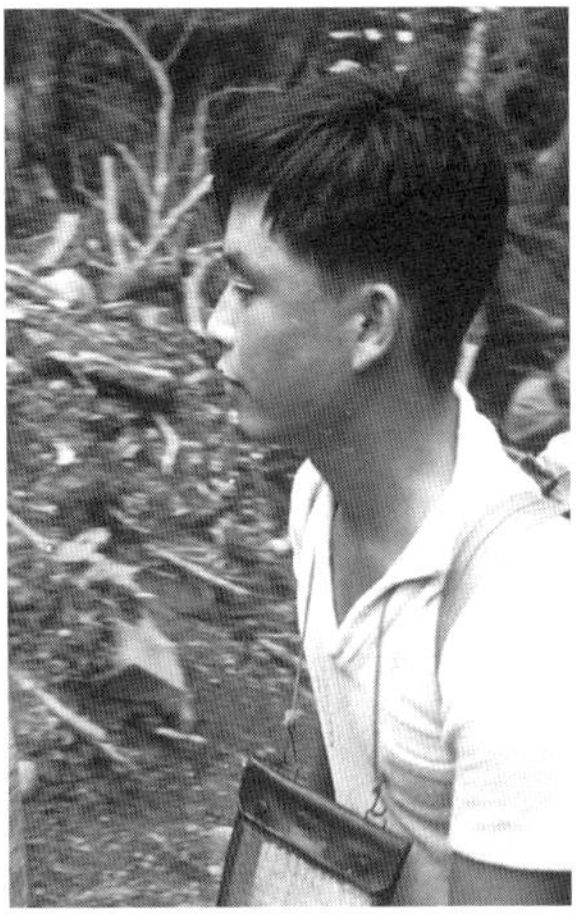

山へ行く時は、常に5万分の1の地図をぶら下げていた

第12章 「生への畏敬」――人生論からの解放

小学生時代に、自転車を傍らにして夕陽を眺めていた際に、ふと、「人はなぜ生きるのだろう」と思い、以後それは通奏低音のように私から離れない問題になった。祖母が〝来世〟の話をしばらく聞かせていたためかもしれない。

太平洋戦争後の困難や価値観の逆転、大学受験勉強の厳しさなどを経て、この問題はますます重いものになっていった。人生論に関する著作は、トルストイを始め、手当たり次第読んでみたが、私が得心できるものは見当たらなかった。

この問題を解決してくれたのは、大学教養部一回生の時に接した、フランスの哲学者で神学者のアルベルト・シュヴァイツァー博士の言葉だった。博士は、「現代文化の頽廃は、近世伝統の倫理的な世界人生肯定が力を失った結果である」と断じ、その解決について模索して、たどり着いたのが「生への畏敬」だった。

博士は28歳の若さでストラスブルグ大学の神学部教授になり、イエスを中心とした神学研究のほかに、バッハ研究者、オルガン奏者としても西欧で名を成していた。

博士は学生時代から、自分の周囲に多くの人間が苦悩と闘っている様子を見ながら、自分だけが幸福な生活を送っていることに心を痛めていた。21歳の夏のある朝、30歳以後は人間へ直接働きかける仕事に献身しようと決心した。

考えた末、博士が計画したのは、アフリカの未開地で原住民のために医療を行うことだった。30歳で医学の勉強を始め、医師資格を取得した後、38歳でコンゴのランバレネ地方へ新婚の夫人とともにおもむき、教会関係等の献金で病院を建設して診療に尽力した。親族友人がこぞって計画の愚かさを説いたり、叱ったりして強く反対したが、彼の決意と自信は揺るがなかった。

現地で2年目の1915（大正4）年、博士は病院のあるオゴウエ河畔から200㎞ほど上流にいる病気の婦人宣教師のもとに呼ばれて、河を遡っていた。その途中で、彼が長年に渡って苦しんできた思索が、突然解決されたという。

『三日目の晩、日没の頃、河馬の群れの間を舟が進んで行った時、突如、今まで予感もしなければ求めたこともない「生への畏敬」という言葉が心中に閃いたのであった。――鉄扉は開けた！　密林の路は見えてきた！　ついに私は世界人生肯定と倫理がともに包含される理念に到達したのである！……「生への畏敬」とはなに、そうしてそれはいかにしてわれらの中に生ずるのか?……人間の意識の最も直接的な事実は「われは、生きんとする生命に取り囲まれた、生きんとする生命である」……生の肯定とは、漠然と生きることを止め、生を真の価値にもたらさんがために、畏敬の念をもって自己の生に献身する精神的事業である』(シュヴァイツァー『わが生活と思想より』1956(昭和31)年白水社・竹山道雄訳)

私が1957(昭和32)年に大学の医学部進学コースに入学した頃、博士は1952(昭和27)年のノーベル平和賞を受け、「密林の聖者」として名声を博し、広く世の尊敬を集めていた。

出版されたばかりの博士の著作集の中で、博士の率直かつ簡明な哲理に出会い、私なりの解釈ではあるが、にわかに目が開かれる思いがした。この時以来、私は長らく抱えてきた人生論から解放されたのである。

■義祖母佐藤ひさ――従容とした死

佐藤ひさは、祖父佐藤藤次郎の後妻だった。母は早くから母親を亡くし、佐藤ひさに育てられたという。義理の娘夫婦と同居していたためか、万事に控え目だった。食糧難の終戦後に、物々交換を一手に引き受けるなど、骨身を惜しまなかった。

寡黙で信心深く、コクゾウサン、コウボウサン、オテントウサンを信仰していた。子供の頃は何を指しているのか分からなかったが、それぞれ虚空蔵菩薩、弘法大師、太陽のことであった。私たち子供には、「曲がったことをするとオテントウサンが見ている」とよく言っていた。年々弱ってきて、私が医学生時代、病で床につくと飲食を絶ってしまった。知らせで帰省してみると落ち着いた表情で寝ていた。

京都へ帰って間もなく、亡くなったという電報が下宿に届いた。彼女の苦労の多かった半生と、落ち着いた最後の様を思い出していると、涙が自然に流れた。

第13章　佐久総合病院でインターン［1963～1964（昭和38～39）年］

院長若月俊一先生

大学を卒業後、長野県の佐久総合病院でインターンをした。インターン制度は、医学部卒業生に課せられた「臨床実地研修制度」のことで、1年間のうちに、内科、外科を始め、精神科など各科を回る。インターン研修を修了していないと、医師国家試験を受験できなかった。学生でもなく、医師でもないという中途半端な身分で、インターンが行う医療行為の責任の所在も明確でないとの批判があり、後に廃止された［1968（昭和43）年］。それ以降は、大学卒業後すぐに医師国家試験を受けて医師免許を取得できるようになった。給料がない病院もあると聞いたが、佐久総合病院では月に1万円支給された。

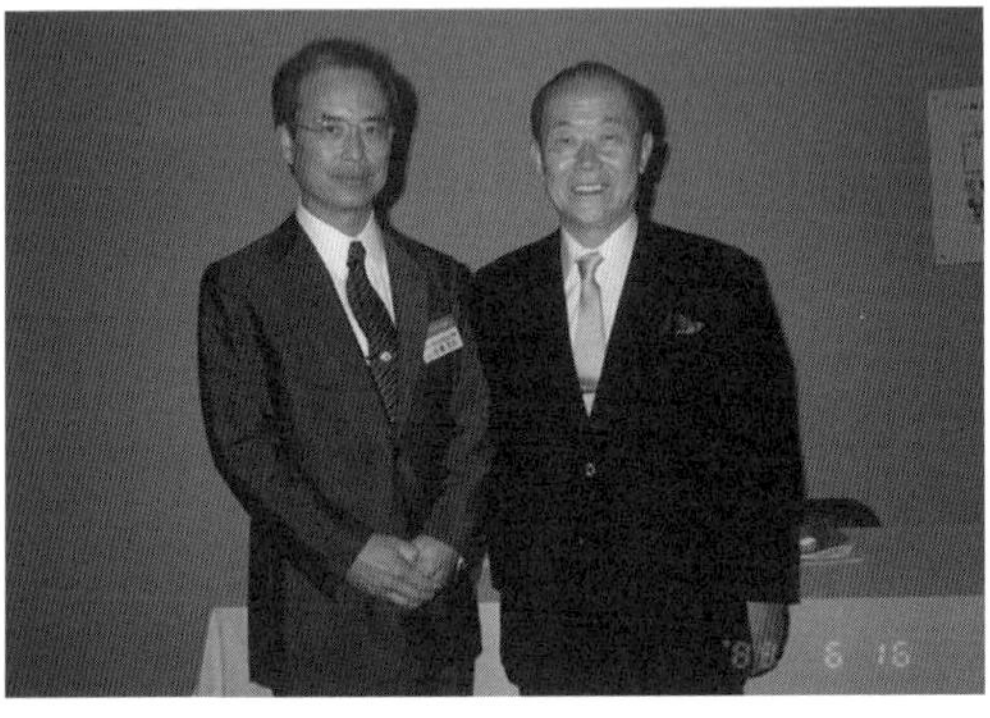

1989（平成元）年 長野で行われた第39回日本病院学会にて。学会長の佐久総合病院院長の若月俊一先生と

佐久総合病院には、同級生の立道清君が誘ってくれた。院長は佐久総合病院を育て、農村医療を確立した高名な若月俊一《としかず》先生だった。先生は農村の人たちの身体的な負担がどのようなものか把握して、様々な対策を立てた。若月先生はインターンにも気安く声をかけてくれた。先生の存在自体が病院を活気づけているようだった。スポーツや演劇活動も盛んだった。

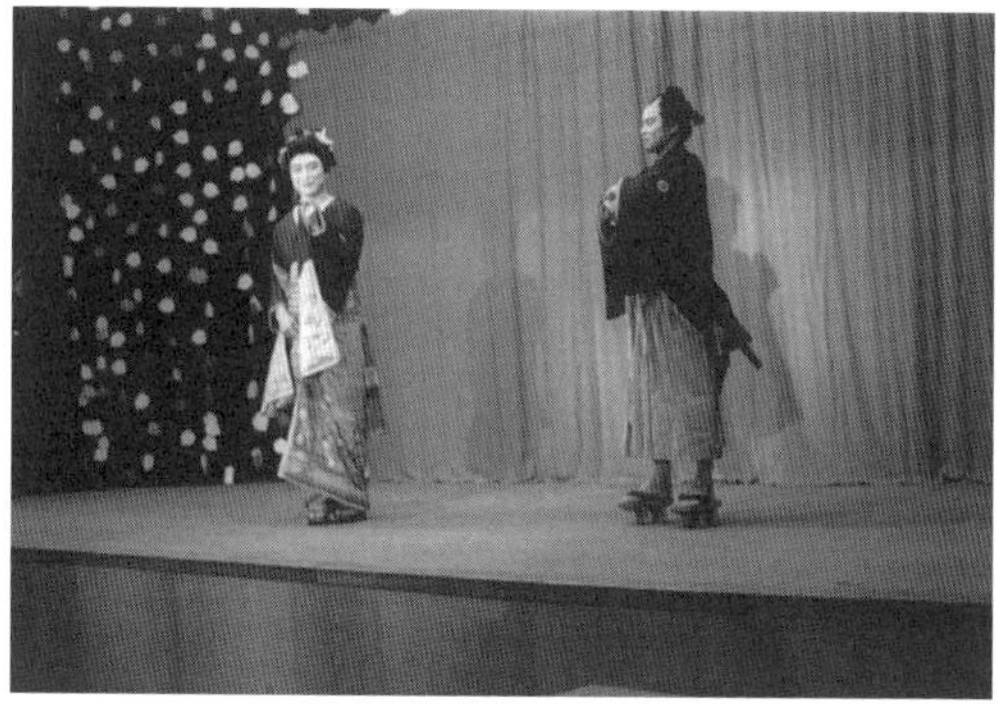
演劇活動の一つ、月形半平太と芸者雛菊の「月様、雨が……」の場面。芸者が私、半平太が立道清君

健診チームが地元の八千穂村に出張健診に向かうと、我々インターンも同行した。信州では野沢菜漬けが秋の風物詩で、大きな樽に野沢菜と、りんご、鮭の頭などを漬け込んで作る。地元の人たちから自家製の野沢菜漬けがお茶請けとしてしばしば出された。シャーベット状に凍結した野沢菜漬けは、独特の味があってとても美味しい。今では全国的に知られるようになって、関西のスーパーでも販売されているが、現地で食べるものとは味が違う。

■下駄スケート

信州は空気が澄んでいて、景色もいい。冬には田に水を張って凍らせアイススケートをする。下駄にスケートの〝刃〟をつけて、多くの人たちが楽しんでいた。初めは信州の寒さに恐れをなしていたが、下駄スケートの面白さを覚えてからは、朝、目が覚めるとすぐに温度計を見て、マイナス10度であればスケートができると喜ぶまでになった。マイナス5度ぐらいでは体重で氷が割れてしまう。下駄スケートのおかげで寒さを歓迎するようになっていた。

■佐久総合病院で外科医になることを決めた

佐久総合病院では、外科が活発で、インターンを手術等に積極的に参加させてくれて親しみを覚えた。それに、外科の患者さんは治るのである。内科で受け持った慢性腎炎を患ううら若い女子高生は、2カ月経っても病状に変化がなく、主治医の内科医に尋ねると、「この病気は当分治らないのだ」と聞かされた。精神科では患者にいくら問いかけても反応がない。眼科、産婦人科等いろいろな科を回れたのは貴重な経験になった。

自分の専門を決めるにあたって、外科を選ぶのに迷いはなかった。

■医局対インターン野球試合

佐久総合病院にはインターンが女性一人を交えて10人いた。医局に中日ドラゴンズからノミネートされたこともあったという野球自慢の内科医がいて、インターンに挑戦状が突きつけられた。私たちは急遽、幾日かの練習を重ね、試合に臨んだ。私はピッチャーで4番を任された。当日、件の内科医が４番バッターである。この人は普段私たちに上から目線の言葉遣いをする人だったので、肩口を目がけて思い切ったカーブを投げ、三振に打ち取った時は少なからず溜飲が下がる思いをした。試合はインターンチームが勝った。

第14章　京大病院外科で研修医［1964（昭和39）年］

■雑用係？の研修医

インターンを修了して、医師国家試験に合格すると晴れて医師になる。まず大学に戻って外科医局に入り、研修医になる。1年間の研修期間に貴重な経験もしたが、無償の労働力として雑用係をさせられていた面も多かったように思う。官僚的な組織の中で、処方箋1枚を訂正するのにも大変手間がかかった。最も不快な思い出は、昼間の勤務で疲れ果て、当直でぐっすり眠っている時に、看護婦に酸素ボンベの交換のために起こされたことだった。その頃は、大学病院といえども中央配管はなく、酸素の供給はナースステーションに並べてあるボンベで行っていた。ボンベの切り換えは当直の看護婦が容易に行えるはずであるのに、熟睡している研修医を起こす。看護婦の人間性を疑ったものである。そして、このようなことを容認している大学医局に対しても疑問を持った。静脈注射・輸液も研修医の仕事だ。日曜日でも輸液のために病院へ行き、その輸液が漏れたりすると、自宅からわざわざ研修医が呼び出された。

■自殺した同級生

当時の京大病院外科病棟の看護婦は研修医を手下の雑用係とみなしているような人が多かった。私とペアを組んでいた同級生は、このような研修医の扱い方について精神的に苦しみ、私の下宿を訪ねて悩みを訴えることもあったが、ある時自殺した。彼は大学院生だったので、余計にストレスが蓄積していたのかもしれない。指導医に問題があるのではないか、と思われる趣旨の調査が行われたが、私たちの指導医の山根守先生は温厚な人柄で、米国で学んだ輸液法などを懇切に教えて下さっていた。

その頃は、国立の施設には総定員法というものがあり、職種ごとに定員が決められていた。高度医療を行う大学病院は、総定員法で定められた人数では到底足りないので、無償の労働力として研修医を使っていたのであろう。後年私は病院を経営したが、京大病院の病床当たり看護婦数は私の病院より少なかった。

第15章　家内との出会い［1964（昭和39）年］

研修医時代にも実家のある清水市に時々帰省していた。ある晩、楽器店に用があって静岡市の銀座通りにあたる〝呉服町通り〟を歩いていると、前方から若い女性の一群が明るく華やかに談笑しながら進んでくる。すれ違いざまに見ると、その中の一人に見覚えがあった。若く美しい（あるいは美しそうに見える）女性に接触を試みるのは若者として当然である。確信はないながら、とっさに、「あなたは諏訪君の妹さんではありませんか？」と声をかけてみると、当たっていた。

諏訪君とは、前に述べた中学時代に付き合いがあった「天才」と呼ばれていた同級生だ。少し話をして、「諏訪君によろしく」と言ってその日は別れた。

翌日、もう一度その楽器店に用事があって、駅の人

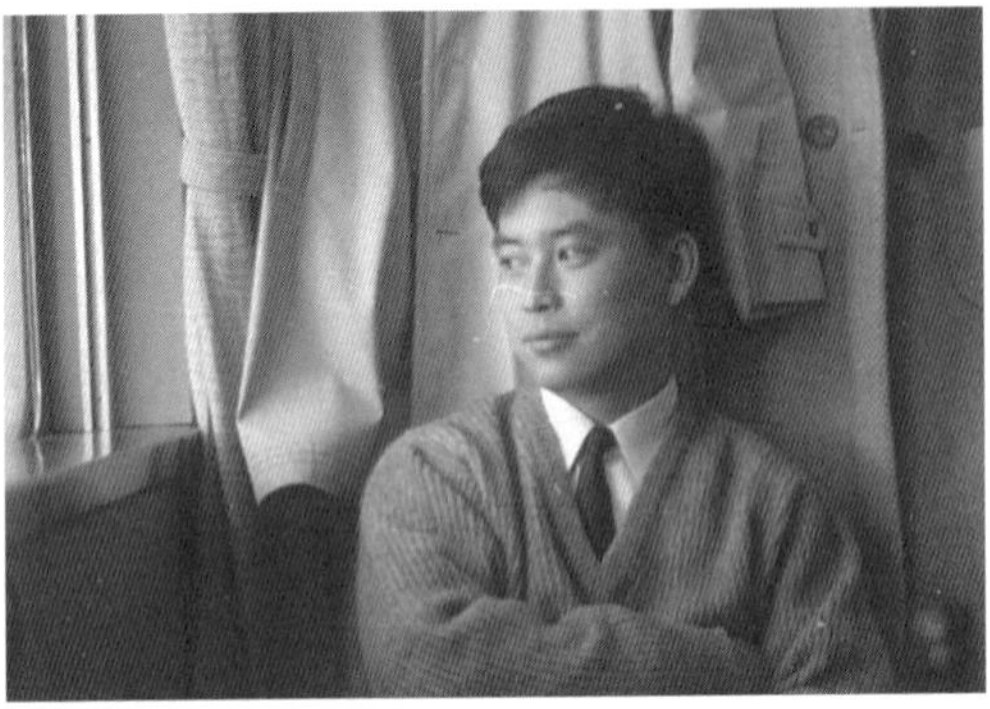

新婚旅行の新幹線にて

混みを歩いていたら、「佐藤さーん」と呼ぶ声が聞こえた。このような所で私を呼ぶ若い女性はいないはずである。空耳と思いながら歩いて行くとまた呼ぶ声が聞こえた。声の方を振り返ると、諏訪君の妹がいた。そこから付き合いが始まり、結婚に至った。偶然の出会いが二度も重なったわけである。

家内は現在、社会医療法人美杉会常務理事を務め、毎日佐藤病院へ出勤し、私を助けてくれている。家内は身体の芯から優しく出来た人間である。それだけにお人好しのところもなくはない。そのような家内が、開業以来、銀行との交渉を一手に引き受けているのは不思議に思う。私が銀行に会うのは時節の挨拶の時だけである。

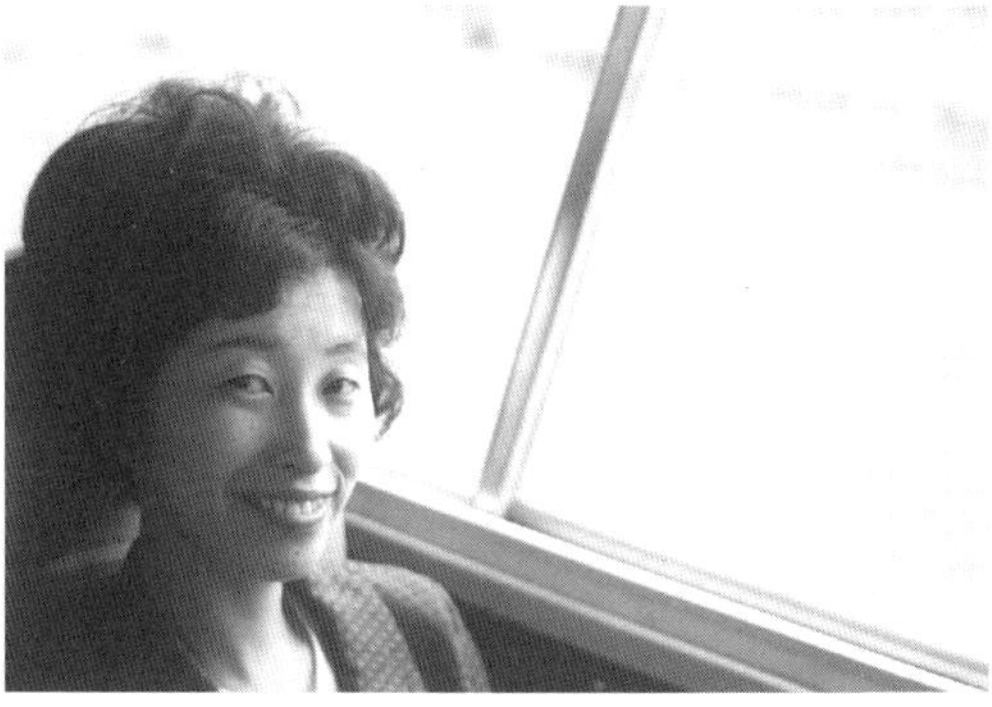

新婚旅行で

また、家内は偶然にも、K子と同じ静岡県立静岡薬科大学の2級下の卒業生だった。最近になり、同大学の名簿で、二人の名前を確認した。家内は早生まれなので、人と話す時は、「私は主人と三つ違いです」と言っている。

第16章　香川県三豊総合病院［1964〜1966（昭和39〜41）年］

新婚そこそこに県境の病院へ

　1年の研修期間を終えると、地方の病院等に赴任する。最初に赴任したのは香川県の三豊総合病院だった。愛媛県との県境にある片田舎の中規模の公立病院である。内科は充実しているようだったが、外科は医長と私だけで、胃切除が数カ月に1例程度と症例が極端に少なかった。この病院が京大外科教室の赴任先になったのにはいきさつがある。三豊郡は後に総理大臣になる大平正芳の出身地で、彼の兄が三豊村の村長をしていて、京大医学部内科の有力教授の友人だった。その教授の采配で内科の医師を京大からこの病院に赴任させていた。外科医師派遣は教授同士のお付き合いであった。

　三豊総合病院赴任は新婚直後だったが、新妻を迎えるべき病院の宿舎は、掃除も何もしていない荒れ果てた状態で、トイレにはゴミが堆積してこびりついていた。それを除去するのに家内は塩酸を買ってきて、何日も掃き取っていた。畳も白くなっていて汚かった。いくら新米医師であっても、人を迎えるにはそれなりの作法があるのではないかと唖然とした。佐久総合病院とは大違いである。

虫垂炎手術に大苦労

病院では医長があまり面倒を見てくれず、虫垂炎の患者は、私に任せきりでどこかに行ってしまう。虫垂切除はインターンで経験していたものの、それほど慣れていたわけではない。虫垂切除は易しいものもあるが、とても難しい例もある。この病院では局所麻酔で手術していたので、太った患者さんの場合は大変難儀した。虫垂を探すだけで2時間もかかったことがあった。局所麻酔薬を追加しながら脂汗を流している最中に、患者さんから、「いつまで何してるんや」と怒られたりした。しかしながら何とか自分一人でやり遂げた経験は、外科医としての私に、いわゆる〝くそ度胸〟をつけた。

この病院の外科手術は大部分が術後に創感染を起こす。上洛した折に解決策を求めて赴任担当の横山育三助教授を訪ねたところ、手術の様子を聞かれた。医長の方針で、素手で手術していると伝えると、「必ず手袋をしなさい」と教えられ、以後、創感染はピタリと収まった。症例が少ないことについては、1例1例をしっかり勉強すれば大丈夫と諭されて、勉強の一助にと〝Pathophysiology in Surgery〟というアメリカの本を渡してくれた。

アメリカらしいプラクティカルな内容で、熟読したものである。

■共産党シンパに間違えられる

三豊総合病院では共産党の機関紙「赤旗」を購読していた。聖書に取りかかった時と同様に、共産党はどのようなものだろう、と興味を持ったからである。もう一つの理由は、一般紙に比べ「赤旗」は購読料がかなり安かった。

三豊総合病院に共産党員がいて、私に入党を薦めに来た。「日本共産党は近年武装闘争路線を放棄［1955（昭和30）年］して穏便になっているから安心してほしい」と言う。丁重にお断りしたのは申すまでもない。

この噂は、家内の実家まで飛び、「佐藤は共産党ではないか」と告げ口をした人もいたという。「噂千里」は真実である。

■高松ステーキと007ゴールドフィンガー

病院のある三豊郡豊浜町は、前は海、後ろが山で囲まれていて、魚屋が1軒ある他に何もないところだった。不平不満を口にすることの少ない家内が、「静岡にはデパートが2

つもあるのに」と愚痴をこぼすこともあった。やむなく月に1度ぐらい高松市まで、片道70㎞の舗装のない（当時）国道11号線に車を走らせて、映画を見たり、食事に出かけたりするようにしていた。その時に見た『007ゴールドフィンガー』は当時としては斬新で面白かったし、『高松ステーキ』という店の鉄板焼きは、それまで味わったことのない美味だった。隣の観音寺市に『菊屋』という料亭があって、新鮮な魚料理も楽しみだった。

初めて買った車、タクシー上がりのいすず〝ベレル〟ディーゼル

私は車好きである。当時の身分では維持費なども含め乗用車を持つのは少し無理かと思ったが、前述の事情もあって、タクシー上がりの中古車を購入した。いすず自動車の〝ベレル〟は、白い大型車で、当時の国産乗用車の中では、近代的なスタイルをしていて見かけは良かった。しかし、ディーゼル車なので加速が悪く、最高速度はせいぜい100㎞で、エンジン音がやたらと大きく、友人などの家

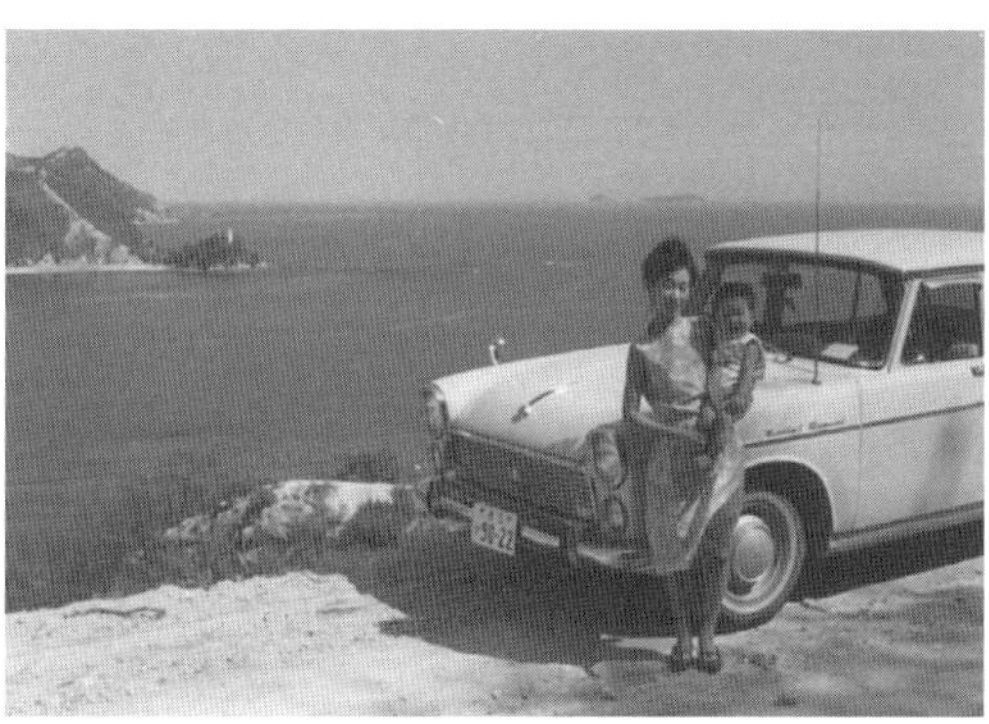

家内と長男、今治の来島海峡で

を訪ねると、「戦車が来たと思った」などと言われた。25万円だった。やはりタクシー上がりのトヨタ〝コロナ〟1500ccは30万円で、ベレルに比べ、加速が軽やかで、音も小さかったが、スタイルが気に入らなかった。

車の代金は、家内が化粧品会社の研究室時代に貯め、彼女の母から、「何があってもこれだけは手放さないように」と固く言いつけられていた虎の子の50万円から支出された。

四国中をドライブ

車を手に入れると、金刀比羅宮、屋島、紫雲出山、石鎚山渓谷、桂浜など四国中の名所はほとんど回った。

鳴門に行ったついでに一泊した旅館で朝食に出された〝一塩の鳴門鯛〟が大変美味しかった。その味が忘れられず、数年前にインターネットでその旅館の存在を確認し、出かけてみた。ジーンズをしどけなく穿いた若い主人を見て、期待は外れたと覚悟したが、未練を承知で〝一塩の鳴門鯛〟について尋ねてみると、果たして、「知らない」と答えが返っ

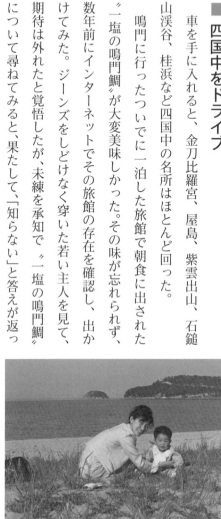

津田海岸で、家内と長男

てきた。小さなセンチメンタルジャーニーだった。

恐怖の急性腎不全

当時、私たち医師がもっとも恐れた疾患の一つは、手術後や大きな外傷後に起きることのある急性腎不全だ。今日では人工腎臓が普及しているため、急性腎不全で命を落とすことはまずないが、当時はいったん腎不全に陥ると助からなかった。一見元気そうな患者を目の前にしながら、有効な治療を施せずにただ見守るのは医師として大変苦しいことだ。京大病院外科でも、術後急性腎不全による死亡例を経験している。手術後にもっとも気を付けたのは、患者の容体とともに、尿の排出の有無だった。

三豊総合病院では、交通事故で運ばれてきた中学の若い教師が無尿になった。急性腎不全であることを告げると、妻が、「なぜ助からないんですか!」と取り乱して泣き叫んだ。急性腎不全は徐々に悪くなり、10日前後で確実に死亡する。日に日に弱っていく夫を前に妻が嘆き続ける姿を、手段もなく傍観するのは誠に辛かった。別の症例で、高知大学医学部の附属病院に人工透析器があると聞いて、四国山脈を越えて患者を搬送したこともあったが、結局は助からなかった。

私が開業後に人工透析を導入したのは、そのような経験の結果である。

三豊総合病院で挿管麻酔第1号を行う〔1965（昭和40）年〕

現在の全身麻酔は筋弛緩剤を注射して筋肉を弛緩させておいて、気管に挿管し麻酔器につなぐ。その頃の三豊総合病院の全身麻酔は、笑気を吸入させ、マスクの上からエーテルを点下する方法だった。麻酔が安定しないし、筋弛緩剤も使用していないので、手術部位の筋は緊張していて手術もやりにくかった。挿管麻酔について、私は研修医時代に麻酔科で教えてもらって十分自信があった。三豊総合病院での挿管麻酔第1号は私がすることになった。筋弛緩剤を注射すると呼吸が止まる。私が筋弛緩剤を注射しようとしたら、医長が、「佐藤君、ちょっと待て」と逡巡した。経験はあったので、「大丈夫ですよ」と言って実施した。

家内の緊急帝王切開の麻酔を担当

三豊総合病院時代に最初の子供（佐藤真太郎・現社会医療法人美杉会財務部長）の出産を迎えた。ところが予定日を10日過ぎても陣痛が来ない。陣痛促進剤を打つと、家内の腹

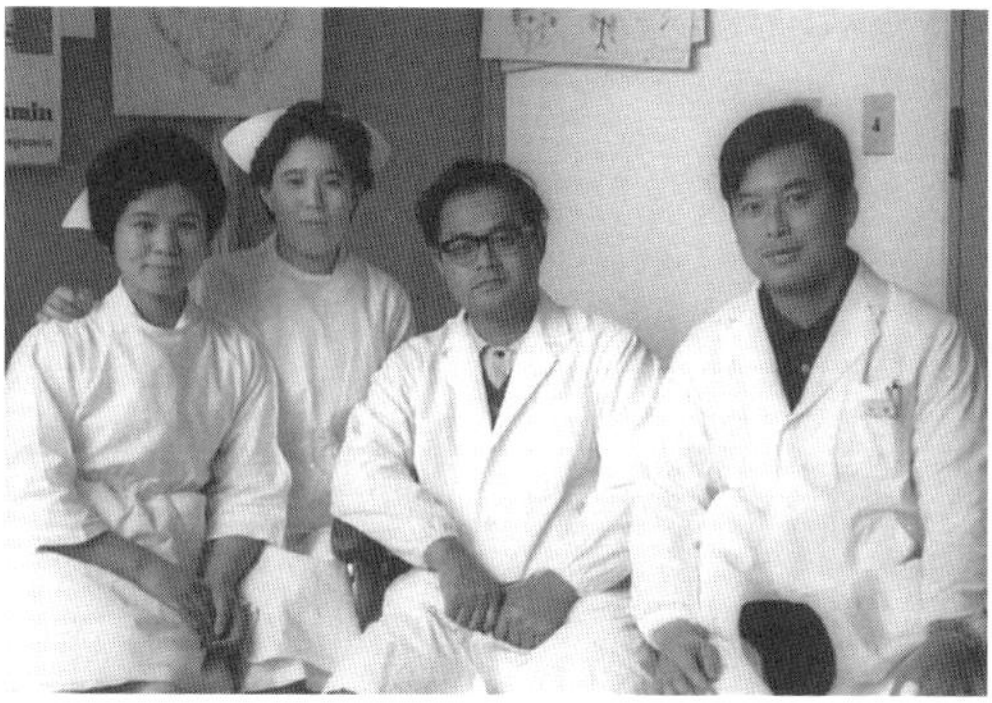

右から2人目が外科医長 小無田浩先生

痛は徐々に激しくなり、そのうちに、「水が出た」と言った。産婦人科医が破水を確認して、すぐに帝王切開手術が始まった。麻酔は私が担当するしかなかった。産婦人科の医師はアル中気味で、平生呂律が回らなかったり、手が震えていたので、新任の外科医長小無田《こむた》浩先生（昭和32年卒）も手術室に詰めかけてくれた。

長男は無事誕生した。

長女（佐藤美和子・現社会医療法人美杉会副理事長）は研究室時代、バイト先の病院でやはり帝王切開で産まれ、その時も私が麻酔を担当した。その日は急に大嵐が来て停電し、術部を懐中電灯で照らしながらの手術になったが、無事に出産した。

次男（佐藤善彦・現社会医療法人美杉会法人事

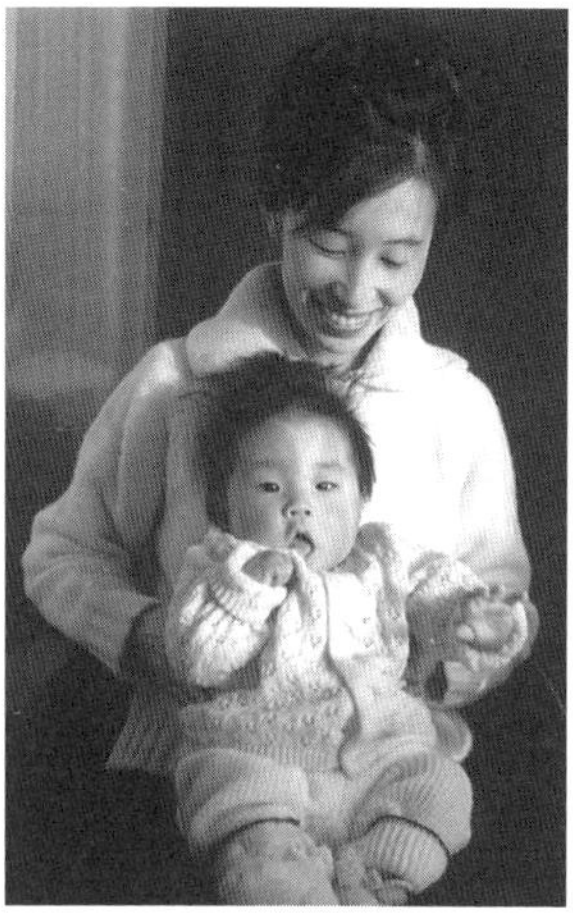

家内と長男真太郎

務局長）の時は、上にいる二人の子供の世話が必要だったので、実家のある県立静岡中央病院で出産した。薬物による新式の全身麻酔を行ったとのことだが、手術室から出てきた家内はうわ言を叫んだりして、並の状態ではなかった。

第17章　大阪 北野病院 ［1966〜1968（昭和41〜43）年］

■北野病院でセルジンガー法による血管造影を初めて成功させる

三豊総合病院で2年過ごした後、大阪の財団法人田附興風会 医学研究所 北野病院に転勤した。当時の日笠頼則助教授が、「佐藤君に経歴をつけてあげなさい」と言ってくれたと、後に聞いた。北野病院では、さまざまな人たちとの出会いなどがあり、ありがたいことだった。

北野病院外科は、セルジンガー法による選択的血管造影に取り組んでいた。セルジンガー法は、日本では東大病院が始めたばかりだった。なかなか成功せず、「お前、若いからやってみろ」と私にお鉢が回ってきた。当時はレントゲンテレビがなく、透視台を使っていた。まず黒いメガネを10分ぐらいかけて目を暗順応させる。部屋を真暗にしているのだが、映像は鮮明でない。狙う血管の場所を分かりやすくするため、あらかじめ背中にマーキングしておき、その辺りでカテーテルが引っかかれば、少量の造影剤を注入してみる。幸いにして、造影剤が横に流れるのが見えたら腹腔動脈で、直下に流れれば上腸管膜動脈に入ったことになる。私は透視台が過熱による油漏れで作動しなくなるほど長時間粘ってみたが、カテーテルを目的の動脈に挿入できなかった。

外科の仕事の他に、私は病理解剖の前川善水先生の助手もさせてもらっていた。ある時の病理解剖で、メーカー（ＫＩＦＡ）製のカテーテルの湾曲が検体の大動脈よりかなり大きなことに気づいた。セルジンガー法は、股動脈からカテーテルを挿入し、腹部大動脈から分枝する腹腔動脈内や上腸管動脈などにカテーテルの先端を引っかけて造影する。そこで、腹部大動脈の太さに合わせたカテーテルを作製して試みたら成功した。撮影はレントゲン技師と呼吸を合わせ、「ヨーイ・ドン」で造影剤を手押しで注入する。連続撮影機はなく、一発勝負である。北野病院での勤務が終わる頃にはレントゲンテレビが普及し、明るい場所で、撮影部位が明確に見えるようになったため、いとも簡単に血管造影ができるようになった。

■血管造影で肝内肝動脈瘤を発見

私の受け持ちの患者さんで、大量の吐下血を繰り返す中年の男性がいた。胃カメラや大腸透視をしても異常が見つからない。吐下血のたびに私は夜中でも病院に駆けつけ、大量の輸血をした。原因究明に行き詰ったあげく、成功したばかりのセルジンガー法で腹腔動脈造影を試みたところ、肝内に直径１㎝大の丸い陰影がおぼろに写った。改めて患者の症状を振り返れば、肝内肝動脈瘤破裂の三主徴とされる、吐下血、腹痛、黄疸が揃っていた。吐下血の原因は肝内肝動脈瘤の破裂であった。

診断はついたものの、血管塞栓術はまだなかったので、なす術がなく患者さんは亡くなってしまった。無念の思い出の一つである。

■恩師広岡仁夫先生（昭和31年卒）

北野病院外科の医師たちは積極的で、超音波診断器の開発にも取り組んでいた。

特殊な症例があると、以前、北野病院外科に勤務し、当時京大第二外科の助手をしておられた広岡仁夫先生を招いていた。私も手術の助手につかせてもらい、知己を得た。

広岡先生は大変親切で、手術手技など医療の指導の他に、大学での研究や開業に関わる事柄などについて、快く

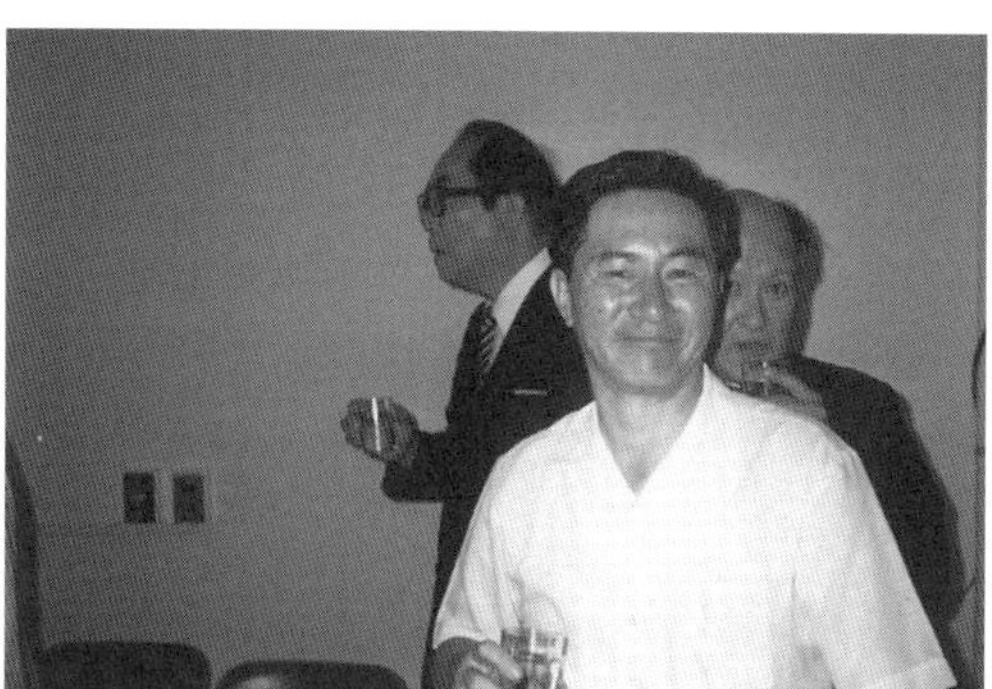

広岡仁夫先生

相談に乗ってくれた。

私が開業を決意した際には、積極的に励まして、「開業するなら、先輩のところでしばらく勉強した方が良いのではないか」と大阪の有力な病院人である牧安孝先生を紹介して下さった。私の今日があるのは広岡先生に負うところが大きい。

■病理医前川善水先生（昭和33年卒）

病理の前川善水先生は、情熱家で、外科にも関与し、剖検があると私を呼び、手伝いをさせてくれた。死因がはっきりしない場合は、徹底的に剖検を行い、原因を突き止める努力を惜しまなかった。先生の剖検に数多くつかせてもらったことにより、私は人体の構造について習熟でき、外科医として貴重な恩恵を受けた。

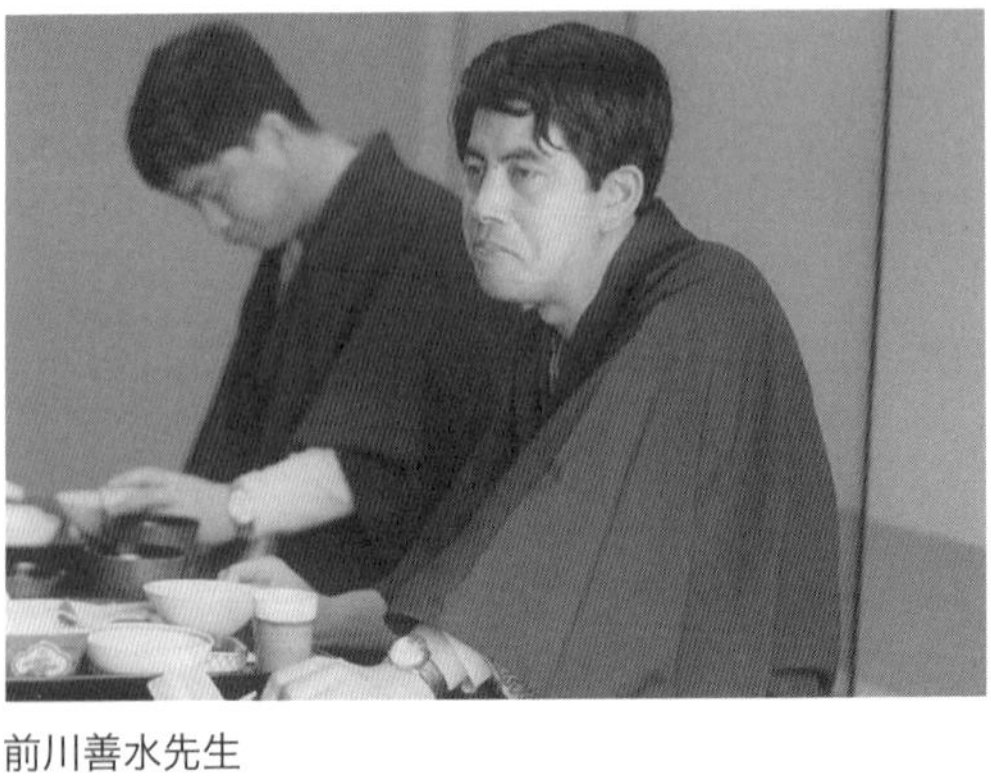
前川善水先生

第四部

研究室時代

第18章　京大第二外科で研究生活［1968〜1975（昭和43〜50）年］

■熱電対血流計を工学部と共同研究

１９６８（昭和43）年に京都大学第二外科教室に入局して、研究することになった。新米の外科医師として3年間働き、ようやく仕事が面白くなってきた時期だったので、研究と言われてもピンとこなかった。しかし、外科の先達は、「しかるべき時期にしかるべきコースを進んでおいた方が良い」と助言してくれた。

急性腎不全の怖ろしさ、無念さが身に染みていたので、工学部と共同で行う局所血流計を開発する研究を選んだ。１９６０（昭和35）年代には、局所血流を測定する手段は熱電対を利用した物しかなかった。熱電対は針状なので局所血流の測定に適していたのである。急性腎不全は腎の乏血によって起こる。腎乏血をきたす要因と、その際の腎局所血流の変化を知ることが、私の研究の目的だった。

大学紛争と研究室封鎖

半年ほど研究していると大学紛争が起きた。医学部学生の一部が研究室に入ってきて、「先生方はどういう意識でこの研究室に入ってきたんですか！」と詰問する。私は多分に受け身の状態で研究室へ入ったので、返す言葉がなかった。そのうち、過激な連中につるし上げられた大学当局が、研究室にストライキをするように要請した。外からの圧力で研究室のストライキをするのはおかしいと思い、多数決を取る時に、反対の手を挙げた。他に反対したのは同級生の大隅喜代志君だけだった。大学での研究は半年足らずで中断し、封鎖は3年間続いて、ほとんどの人が研究室を去った。

1972年に「浅間山荘事件」が起き、連合赤軍の凄惨なリンチ殺人などが明らかになると、世論は一変し、学園紛争も収束に向かった。私たちの研究室でもストライキを解除する決議が提案された。私は最初からストライキに反対だったので、今更解除と言われても面白くなく、「バリケードでも作って立てこもったらどうか」と皮肉を言い、一時過激派扱いされた。

難物！熱電対血流計

私はやり始めたものを途中でやめるのが嫌いだ。研究室再開後、皆が去った研究室でしばらくは一人でコツコツ熱電対血流計に取り組んでいた。熱電対血流計は、工学部がメーカーに作らせていた。ところが、血流が明らかに減少しているのに、血流計の記録が逆に増加を示す不都合な現象がしばしば起きた。原因究明のために、18Lほど容量のある水槽を作って1時間ほど放置し（水槽内の局所の温度差を一定にするため）、ガラス管の中に血流計を設置して実験した。水流増加と共に正の測定を示す血流計もあったが、水流増加と逆に減少を示すものも少なくなかった。

徹夜の動物実験

結局、血流測定には、ガラス管内の実験で合格した血流計を選んで使用することにした。動物実験では、主に犬を使い、脱血や電気刺激による腎、肝、腸管、筋などの血行動態の変化を調べた。

一人で犬を実験に使うのは難しい。麻酔注射をするのに犬を押さえる役が要るのである。同級生の竹内英三郎君や同じく研究室で別の研究をしていた鄭漢龍先生（昭和41年卒）

がよく手伝ってくれた。

犬を固定し、麻酔器につなぎ臓器を露出して、器具を取りつけ、測定にかかる。しばしば徹夜になった。その頃、研究室に空調機が設置され、夏は特にありがたかった。

急性腎不全の原因として、「腎血流が腎皮質をシャント（短絡）して腎髄質へ流れるためではないか」とする説があったが、私の実験では、皮質も髄質も同様な血行動態を示した。

動物実験の結果は、大学紛争が終息した後に日本外科学会で発表された。研究が学園紛争中にもかかわらず行われたことに評価の声があったとも伝えられて、私は少しばかりお褒めに与ったように覚えている。

■ドレスデンの国際学会で発表［１９７３（昭和48）年］

熱電対血流計の欠陥とその原因を追究した結果は、次に示す論文にまとめ、１９７３（昭和48）年に東ドイツのドレスデンで行われた国際ＭＥ学会で発表した。

"A SERIOUS PROBLEM OF THE HEATED THERMOCOUPLE FLOWMETER"
MASUGI SATOH, K.KUMADA, K.TSUNEKAWA, T.SOMA
Japaniese Circulation Journal vol.44 No.9, September 1980(Pages762-769)

当時、ドレスデンは共産主義国の東ドイツにあったから、入国時には自動小銃を肩にした兵隊がバスに乗り込んできて検問した。人口50万人の大きな町だが、信号機は1カ所しかなかった。街の真ん中にガラクタが積んであるので近づいてみると、立札に、「1943年英米の空襲によって破壊された」とある。30年前の〝ドレスデン爆撃〟のことだ。日本人のように忘れやすくはないようだった。

自動車の国ドイツだから、街で走っている車もさぞ立派だろうと思っていたら、どの車も同じ型の小型車で、見栄えも良くないのに驚いた。それが東ドイツで普及していた〝トラバント〟だった。しかし、ドレスデン美術館は素晴らしかった。

ドレスデンで買ったヘンケルのハサミは、かなり錆びついてきたが、今でも私の病院の机の上で相変わらず良い切れ味を発揮している。市場でお婆さんから買った紫色の押し花の素朴な額も私の家の一角を飾っている。

■のんびりした共産国　東ドイツ

エルベ河で遊覧船に乗った。エルベの流れは期待に反し、黒ずんでいた。老若男女が大勢乗り込んでくる。国の世話でライン河沿いに点々とあるシャトー（元貴族の城）で休暇を楽しむのだという。どの顔も無邪気にニコニコして嬉しそうだった。船上のビールは一杯50円、生ぬるくてがっかりした。

共産主義国で競争が少ないためか、人々や街のたたずまいが総じてのんびりしているように感じた。旅行者であった私はとても寛いだ気分を味わった。しかし、学会が終わって西ドイツに入った途端に、その雰囲気は一変した。青信号で横断歩道を渡っているのにクラクションを鳴らされ、自由主義国の世知辛さを感じたのだった。

■博士号は取得しなかった

学園紛争の時代に、研究室の、「無給医会」※は、「博士号は取得しない」と決議していた。私もその決議に賛成だった。外科医には臨床を離れた研究は要らないのではないか、と思っていたからである（ただし後にその考えは変わった）。それでいながら研究を続けたのは、半年間も行った研究を途中で強制的に止めさせられたのに納得できなかったからだ。私の研究は半ば意地で支えられていた部分があった。

研究を再開する際に、もしこの研究が体をなしたとしても、博士号は取得しないと決意していた。論文を完成させた後に、京大第二外科の戸部隆吉《たかよし》教授は、「なぜ博士号を取得しようとしないのですか」という趣旨の手紙を下さり、私のために温かな心配りをされた。教授のご厚情に深く感謝しながら、「無給医会でした約束を守りたい」と返信した。

しかし、研究には国費が使われていて、博士号取得者数は教室の業績になり、国ごとの科学技術水準の一つの指標となっていることを考えると、私の行動は余りにも個人の意向に偏ったものではなかったかと反省している。数年前、研究の指導者だった熊田馨先生（昭和大学医学部教授）と電話で話す機会があった際に、遅まきながらその意を伝えた。共同研究者の工学部助教授は、この血流計で犬の静脈血流などを測定し、“Doctor of Philosophy”を取得した。

※研究員は無給だった

■研究室時代のアルバイト——3人の同級生である病院の外科を受け持つ

大学での研究時代は宇治にある小さな病院で外科医のアルバイトをした。同級生3人でそれぞれ週2日ずつ受け持っていた。他の2人は、竹内英三郎君と水上智夫君である。

大きな手術の時は3人が集まる。執刀医と助手と麻酔医を交互に担当する。夜間、時間外でも、緊急手術が入れば、何とか3人が集まり手術した。両君は同級生でありながら、私にとっては師のような存在で、その人柄に見習うところが多く、手術についても随分教えてもらい、実りの多いバイト時代だった。

■間の悪い時

間の悪い時もあった。研究室の動物実験が徹夜になり、朝帰りした足でアルバイト先の病院に向かい、夜診まで勤めて自宅に戻り、泥のように眠った日があった。ところが、午前0時頃に家内に起こされたのである。バイト先の事務長が来て、「胃穿孔の患者が運び込まれたので、直ぐ来てほしい」とのことであった。

私は家内を怒鳴りつけたい気持ちだった。40時間にもわたってろくに睡眠をとっていない者を起こし、緊急手術の要請を伝える家内に、二重に腹立たしかったのである。仕方なしに、重い目をこじ開けて、他の2人に電話し、明け方まで手術した。

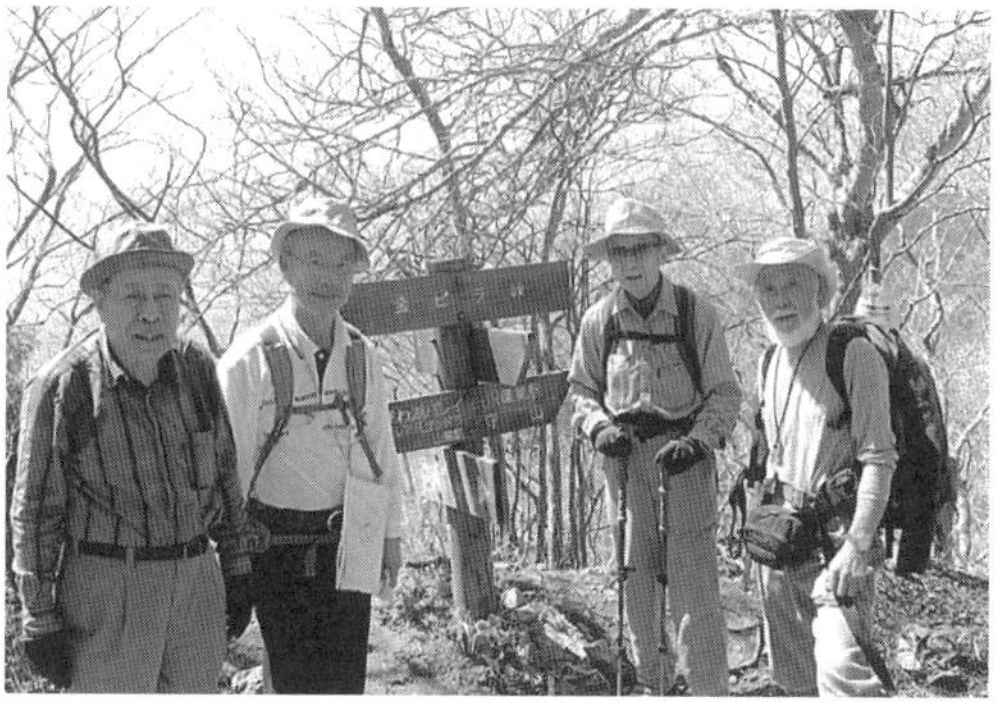

左から藤沢晨一君、私、故菅井進君、竹内英三郎君、2013(平成25)年水上智夫君追悼比良登山にて。水上君は同年2月比良山地で遭難した

子守り手術

ある夜の緊急手術で、いつもの3人が集まれないため、それまで時々手伝ってもらっていた同級生の鎌野孝和君に電話したところ、奥さんが旅行中で3人の子供の面倒を見ているところだと言う。手術は緊急を要するので、強引に頼んで子供さんたちを私の家に連れてきてもらい、手術が終わる翌朝にかけ家内が、乳飲み子から小学生まで6人の子守りをした。私の家にも子供が3人いたのである。アルバイトではあったが誠実に仕事をしていたと思う。

B型肝炎に感染

黄疸のお婆さんの胆嚢摘出術をしていた際に、縫合針を誤って自分の指に刺したことがあった。それから2週間ほど経つと、体がだるく、食欲もなくなってきた。バイト先の院長に顔色が悪いと指摘され、検査をするとGOTが

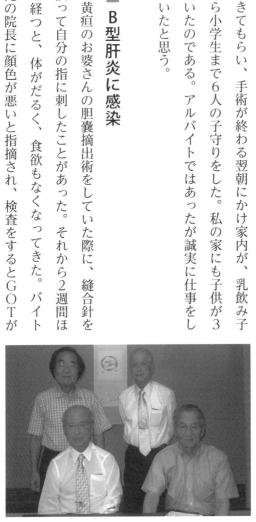

左から鎌野孝和君、私、大隅喜代志君、水上智夫君。京大医学部昭和38年同窓会 幹事打ち合わせ会[2012(平成24)年 竹茂楼]

700まで上がっていて、直ぐに入院させられた。最初の数日は極楽にいるのではないかと思うほどの安楽を味わった。当時の私の日常はそれほどに苛酷だったのだろう。入院3日目あたりからは、食事も少しずつ食べられるようになり、1週間で入院生活は退屈になった。2週間で肝機能検査の値も正常値に近づき退院した。「食べられるのだから、輸液は要らないのではないか」と主治医に言ったが、輸液は入院の間続いた。退院して病院を出た時の解放感は忘れられない。その後2週間休養して、研究と仕事に戻った。最近の検査でも、HBs抗体は7900mIU/mlを示す。私はB型肝炎に感染していたのだった。HBs抗原は陰性で肝機能も正常である。

■蘇鉄《そてつ》

一家が次男の出産のために静岡へ出かけ、私が留守番をしていた休日に、植木売りの声が聞こえてきた。外へ出てみると、茨木から来たという植木屋さんが30㎝ぐらいの蘇鉄を3本持っていて、3本5万円で盛土もしてくれると言う。私の家は北側の日陰になるところしか空き地がなかったので、「南方系の蘇鉄には向かないのではないか」と聞くと、「大丈夫」と自信たっぷりに請け負うので買うことにした。植木屋さんの言葉通り蘇鉄は日陰でも勢い良く成長した。しかし、狭いところで混み合い気になっていた。

　現在は私の家の南向きの庭で、屋根に届くほど成長し、砲弾型の花を咲かせ、柿色の実をいくつもつけている。

〝恐怖の虎パン〟

　空調がない時代だったので、夏になると私に仕事のない午後は涼を取るために、一家で宇治の市営プールへよく出かけた。私は紺と黄色の花模様の水泳パンツを新調した。子供たちはそれを〝虎パン〟と言っていた。プールは子供の背丈より深いので、手を取って水泳を教えてやろうとするのだが、プールサイドで母親と遊ぶばかりである。業を煮やして、子供たちをプールに放り込んだこともあった。以来、私のパンツは〝恐怖の虎パン〟として囁かれるようになったらしい。プールの後は、屋台のたこ焼きを食べるのが楽しみだった。屋台が出ていない日は、宇治橋を渡って宇治市内へ行き、店に入って餃子などの〝豪勢〟な夕食をとった。

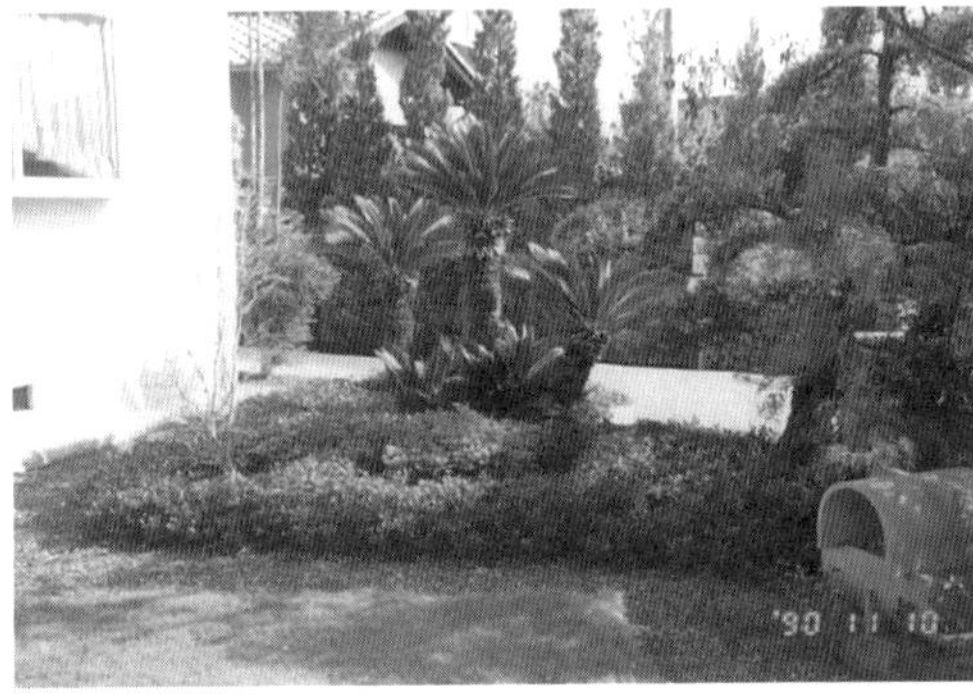

病院から自宅へ移植した頃

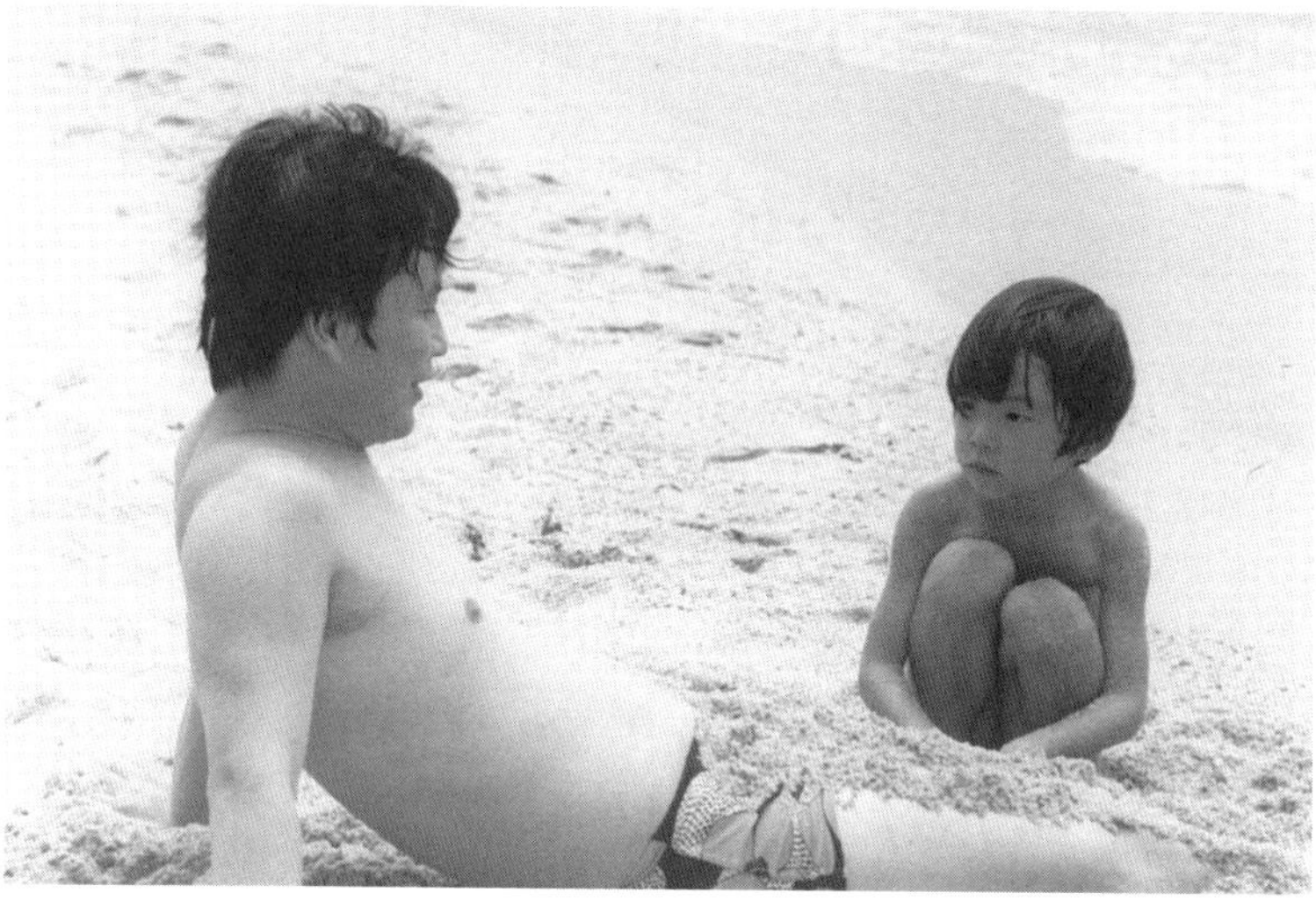

右は次男佐藤善彦

数年前、息子たちと孫を連れて淡路島へ海水浴へ行った際に、例の水泳パンツを着けた。息子たちは、「〝恐怖の虎パン〟が出た!」と言って囃し立てた。

第19章　開業を決意

三つある医師の道

医師の道は大きく分けて3つある、と言われている。

1つめは大学等で教職や研究職を目指す、2つめは病院の勤務医になる、そして3つめは開業である。

それまでは目前の仕事に懸命で、将来の選択肢をはっきりと意識することはなかった。しかし、研究が終われば方向を決めなければならない。外科医局は、教職や病院など提案してくれたが、自分の経験に照らすとどちらも気が進まなかった。意識の底には、経済問題があった。私は長男だから両親の老後を世話し、妻子を養い、子の教育をしなければならない。言うまでもなく家産もない。とはいえ、サラリーマン家庭で育った私は、医師を目指した時から、開業は念頭になかったのである。

ある時、家内の父が、「開業の方向もあるのではないか」とポツリと言った。教育と役人生活一筋だった人の意見は意外であり、重くもあった。それ以来、開業を具体的な選択肢として意識するようになった。だが、簡単には決められず、いろいろな人に相談をした。京大外科の戸部隆吉教授は、「実は、僕も昔、開業しようと思ったことがあるんだ」と賛成してくれた。恩師の広岡先生も開業を勧めてくれたことから、開業を決意した。

■牧安孝先生（昭和28年卒）

広岡先生が、「開業するなら、この先生のところで勉強させてもらうのが良い」と引き合わせて下さったのが、牧安孝先生だ（前記）。京都大学医学部出身の外科医で、80床の病院を経営しておられた。この病院の副院長として迎えてもらい、2年間、勤務した。

牧安孝先生は闊達、磊落かつ情に厚い方で、広い人脈を持っておられた。私は先生のお人柄から学ぶことが多かった。1988（昭和63）年に大阪府私立病院協会の理事に推して下さったのも牧先生だった。おかげで私の病院経営に対する目が大きく開かれたのである。開業にあたって整

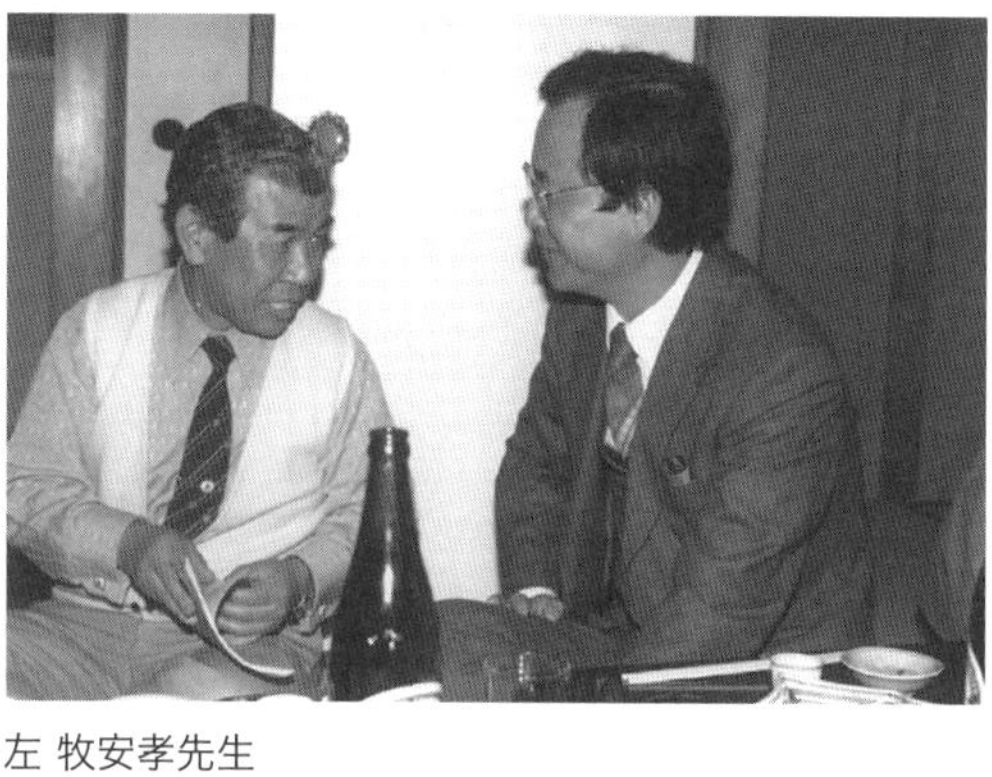

左 牧安孝先生

形外科の勉強もした方が良いと思い、1年間京都のある病院で整形外科を学ぶことにした。しかし、その病院では、外科の診療に追われて、整形外科の勉強はできなかった。

■唯一の武勇伝

牧病院で手術を終え、かなり遅い時刻に電車で家路についた。がら空きの座席で月刊誌を読んでいた私の膝の上に、突然土足が2本投げ出された。横を見ると若い男が座席に横になっている。酔っているのだろうと思い、座席をずらしたところ、また、土足がドサリと膝の上に乗った。男の故意は明らかである。さすがにムッとして男を睨んだところ、男が立ち上がってきて、その筋の人たちが使うような言葉で絡んできた。背の高い男だった。次の駅で乗り換えるので降りようとすると、男もついてきて絡む。人中でグダグダしたくはない。淀川に近い駅だったから、川原に連れ出してトックリご意見を拝聴しようとプラットフォームを降りかけたところ、殴りかかってきた。あしらっているうちに、そのうちの一つが私の顔をかすめた。堪忍はここまでである。一つ殴るとダウンしたが、「おんどりゃ、殺《や》ったる！」と言いながら立ち上がってくる。構わずパンチを浴びせ続け、ついにはボロキレのようになって動かなくなったところで止めた。

乗客はまばらではあったが、立ち止まったり、振り返ったりする人がいなかったのは意外だった。かなり瞬間的な出来事だったのだろう。読みかけの月刊誌を拾って立ち去った。善良な市民に、途方もない言いがかりをつける者を懲らしめるという意識もあったと思う。翌日は新聞の三面記事欄を注視したものである。

土地探し

病院に勤務しながら、休日には開業する土地を探した。大阪府内の土地を10数カ所見に行ったが、適当な土地が見つからなかった。時には牧先生が同行して下さり、繁華街の路地裏にある診療所跡地や駅前通りの土地を、「繁昌疑いなしやで」と言っていただいた場合もあった。

私は諸先輩や患者さん等多くの方々のおかげで外科医になれたのだから、開業してもメスを捨てたくなかった。そのためには手術室や手術後に患者さんを収容する病室用にやや広い土地が必要だった。

ある時、仲介業者から良い土地が見つかったというので見に行くと、有床診療所が建てられそうな広さのある土地だった。契約する当日になって渡された契約書を読むと条件が変えられていた。「約束と違う」と私は、持参していた契約金とともにあっさりその場を後にした。

有床診療所を建てることになった土地は田畑の中にある一画で、周囲が広々としていたのが私の感覚に合った。土地につながる道路はなかったが、近いうちに道路が通る計画という。道路建設計画については枚方市役所へ行き、丁寧に説明してもらった。この土地は、宇治川、木津川、桂川の三川合流部が近くにあり、そこの風景がひらけているのが、海育ちの私は気に入っていた。

■融資を得るのに大苦労

しかし、ここからが大変だった。土地は決まったものの、融資をしてくれる銀行がなかったのである。確かに今思えば、資金も担保もなしでいきなり有床診療所を開業しようというのだから、銀行に相手にされないのは当然だった。私にとっては開業も、融資も初めての経験で、何事もぶっつけ本番だったのだ。

その土地に有床診療所を建設するための費用を概算すると2億円だった。融資の相談でいろいろな銀行を回ったが、支店長にまず聞かれるのは、「自己資本は?担保はどれぐらいお持ちですか？」という質問だ。「どちらもない」と言うと、相手は決まってあきれ顔になった。笑い始めた人もいた。どの銀行の支店長も、「無床の診療所から始めて、実績を積んでから有床診療所にすれば良いのではないか。5千万円ぐらいなら融資できる」と言った。当然だし、親切心からのアドバイスだったと思う。でも、「有床診療所を開設する」という決心に揺らぎはなかった。

一旦無床の診療所を開設すれば、その状況に安住してしまい、苦労の多い手術等は放棄してしまうのではないかという自分自身への不安もあった。支店長の中には、慣れない頭で一所懸命に作成した「事業計画書」を何度も提出させておいた挙句、「融資しましょう」と約束しながら、手の平返しをする人も何人かいた。八方詰まりの中で、同級生の大原道郎君が、指定する業者が建築を請け負うなら融資をするという銀行を紹介してくれた。同級生はありがたいものだと今でも感謝している。

第五部

開業

第20章　10床の外科有床診療所を開設［1979（昭和54）年］

まず堅牢な賃金管理制度確立を図る

私はもともと、そろばん勘定は得意な方でないし、家庭も会社員で商売の経験もない。しかし、経営でもっとも重要なのは、賃金体系をしっかり整えておくことだと確信していた。公正公平な賃金体系を作ることである。診療所開設の目途がついたところで、牧安孝先生に相談したところ、東京の「賃金管理研究所」を紹介していただいた。

「賃金管理研究所」は、人事院給与局格付課長等を歴任した弥富賢之《けんし》氏が1960（昭和35）年に創立した会社で、顧客に本田技研や全日空など約200社（現在は4000社）があった。上京して専務の藤井君三さんという人から、学歴、経験年数、年齢、成果などを加味した「新職能制度」についてしっかり教えてもらった。藤井さんは最後に、「医療業界は一般の産業に比べて賃金が低い。だから、あなたはできるだけ職員に賃金を分配するようにしなさい」と言われた。藤井さんの講義は分かりやすく、私はこの賃金体系を良く理解し、実践してきたつもりだ。授業料は1泊2日で15万円だった。

人を評価するのは、難しいし、骨が折れる。評価表をもとに、全従業員を評価して、賃金の曲線に当てはめていく。ボーナスも5分の4は全員に支給するが、5分の1は評価によって分配する仕組みにした。評価は直上の上司が行い、幹部が目を通し、微調整する。

大晦日の晩まで家内と賃金表作り

「佐藤外科」は1979（昭和54）年1月4日に開業した。書類上の開設日は、1978（昭和53）年12月8日、太平洋戦争の開戦日である。開業に当たり、私は戦地へでも赴くような意気込みだった。年明けからの開業に備え、雇用したばかりの人たちの賃金を決めなければならない。大晦日の晩まで履歴書と賃金管理研究所の表を見比べながら、家内と2人で各人の給与の決定に大わらわだった。

田の中に3階建ての診療所

計画から3年遅れて、3階建ての診療所が建った。3階

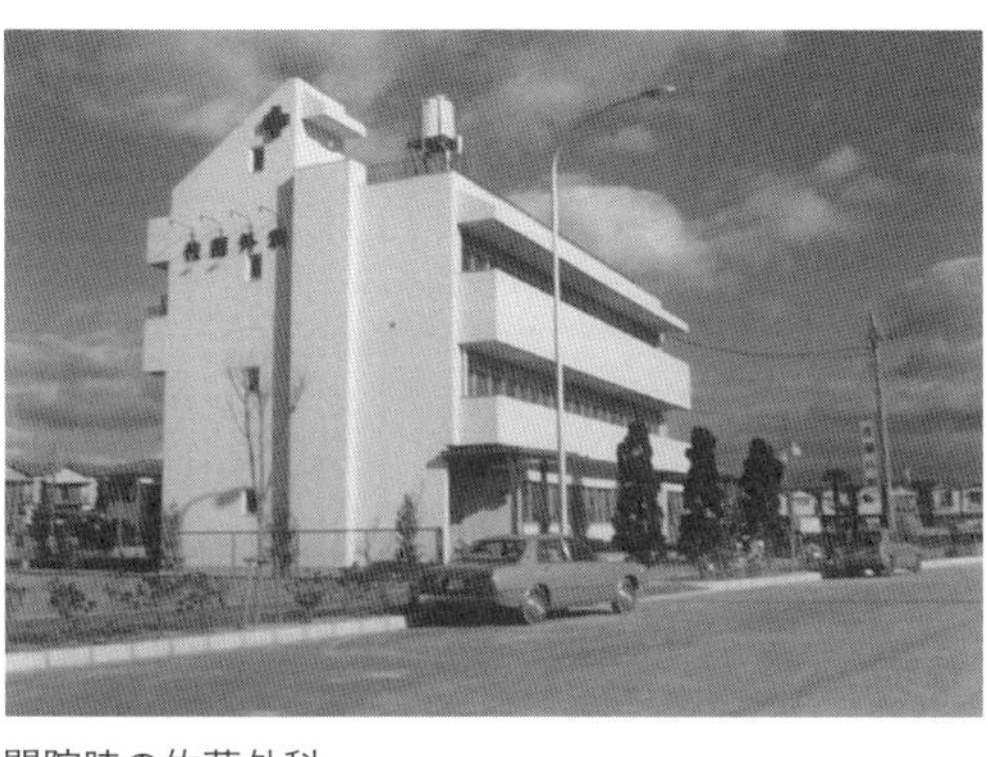

開院時の佐藤外科

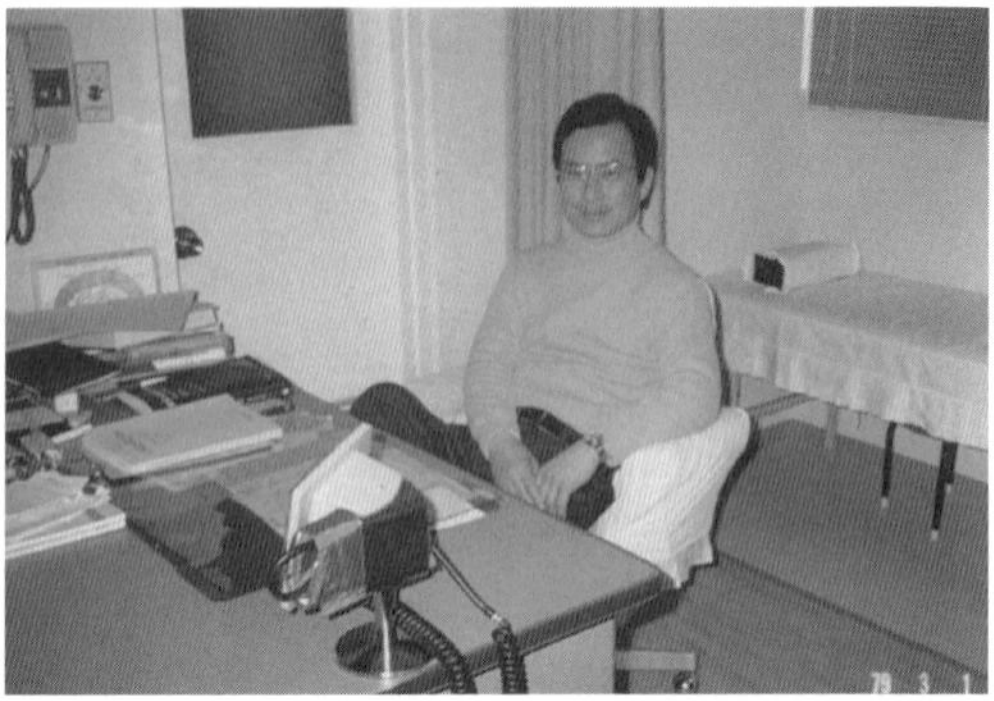

開業間もない頃の私。この机は、現在も美杉会本部で私が不都合なく使っている

の一部に私たちが住んだ。私は43歳になっていた。

近所の開業医たちは、「今度来た医者は田の中に大きな建物を造ってどうするつもりだろう」と噂をしていたと聞いた。家内も診療所のベランダへ出て外を見回し、「心配だわ」とつぶやいた。

少しばかり誤算だったのは、開業時には開通しているはずだった診療所前の道路が開通しなかったことだ。数坪ほどの地主と市との条件が折り合わなかったのか、舗装途中だった道路が掘り返されたり、バリケードができていたりして、通ることができなかった。患者さんは裏口に繫がるあぜ道を迂回して、開業初日から来てくれた。前面の道路は2カ月後に無事開通した。

開業11日目に痔の手術

開業11日目に、「ここが開業するのを待ってましたんや」と言って来院した患者さんがいた。その患者さんは、「痔の手術をして欲しい」と言う。開業したばかりでテンヤワンヤしていたが、後には引けない。電気止血器がなかったから、出血点は一つ一つ絹糸で止血する。開業して最初の手術だから特に緊張した。今なら15分ほどで終わる手術だが、その日は2時間くらいかかり、終わった時はほっと一息ついた。助手の看護婦も若く、元気に手術についてきてくれた。

開業当初は、レントゲン一つ撮るのも時間がかかり、「いつまでここに寝かせておくんや」と初老の女性に怒られたこともあった。その患者さんは、その後、病院になってからもずっとご夫婦で通ってくれ、お二人とも最期は当院のベッドで看取らせていただいた。

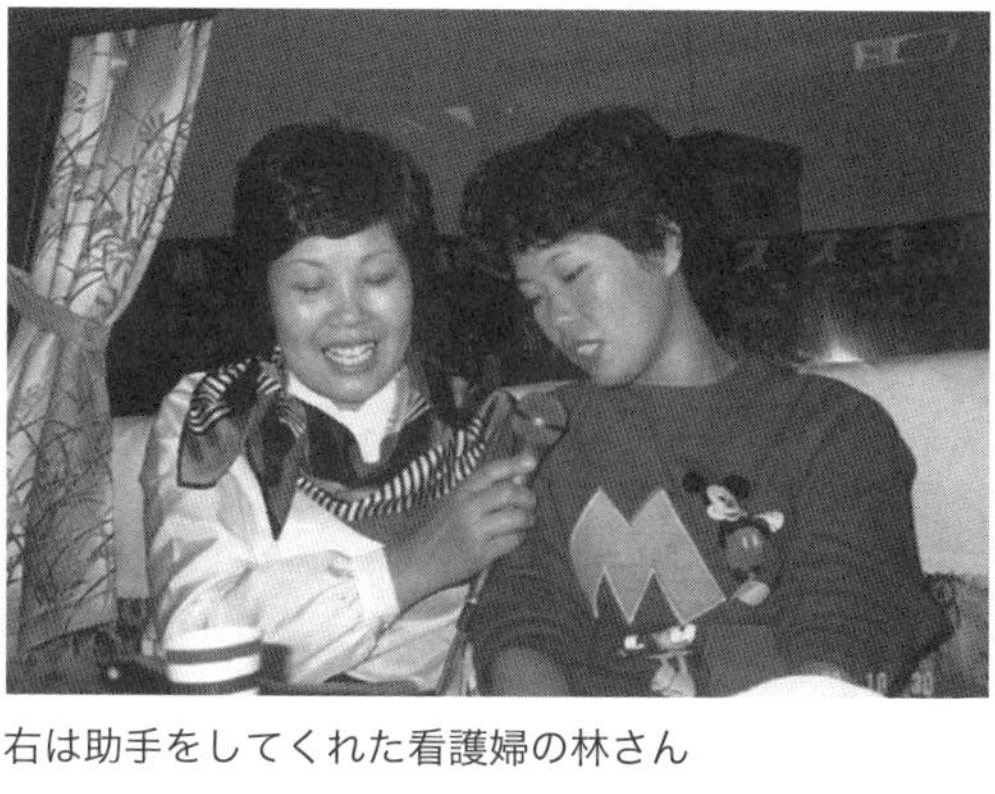

右は助手をしてくれた看護婦の林さん

朝礼を毎日行う

スタッフはいわば寄せ集めだから、お互いに気心が知れない。朝礼を毎朝行うことによって意思疎通を図った。最初の頃は私一人がしゃべらなければならず、毎日の話題探しが大変だった。窮余の策として、週2回屋上でラジオ体操をすることにした。この型は今でも続いている。ただし、時が経つにつれ、私の朝礼の出番は週1回となり、現在は月に1回になっている。ラジオ体操は季節を問わず行っていたが、真夏と真冬は屋内での朝礼に替えてから久しい。当時は皆若かったのである。

■患者さんはたちまち増えた

幸い患者さんは日々増えていった。「佐藤外科」と看板を掲げていたが、外科疾患だけでなく、ねんざや小骨折などの整形外科領域を始め、色々な患者さんが来院した。簡単な骨折はアメリカの教科書で勉強し、処置した。この本は大変実用的で役に立った。

■石田勝正君(昭和38年卒)

複雑な骨折や脊椎の手術は、同級生の整形外科医石田勝正君に頼んだ。石田勝正君は、「先天性股関節脱臼の原因が巻きおむつにある」ことを研究で突き止め、発生予防のために股を開いておむつをつける方法を提唱して、啓蒙活動に努め、小児の先天性股関節脱臼を日本から一掃した医師として著名だ。彼とは研究室時代に時々すれ違っていた。彼も佐藤病院の発展に大変寄与してくれた。彼は週1回夜診を担当してくれていたので、その機会に整形外科について、色々教えてもらった。

■末期の子宮がん患者

開業後間もなく、脊椎に転移のある末期子宮がん患者の入院希望があった。開業早々に重症者を引き受けるのは大変だし、私は婦人科医ではない。「専門外だから」と言って入院を断ると、患者の夫は、「こないな状態になったら専門も何もおまへんやろ、近所やさかい入院させておくんなはれ」と譲らない。道理である。以後、末期がんの患者さんの入院を避けることはなく、除痛には特に意を用いた。

ある時、枚方市保健所が、私の診療所のモルヒネ使用量が枚方市民病院より多いと調査に来院したが、調査結果には何も問題はなかった。

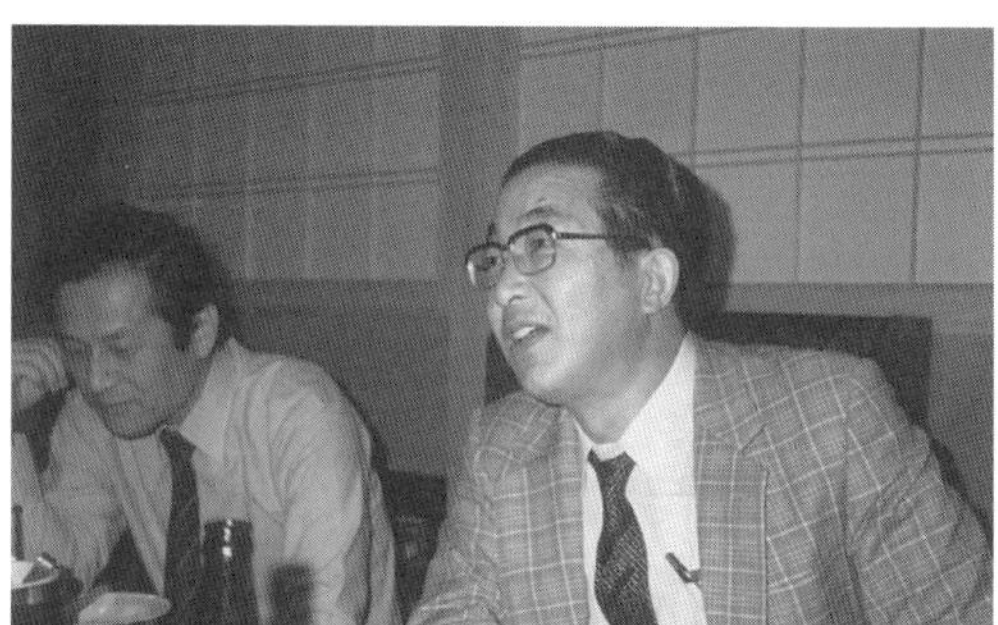

右 石田勝正君、左 水上智夫君

10歳少女の脳橋部良性腫瘍

近所に住む10歳のとても可愛らしい双子の女の子がいて、風邪を引いたり、けがをした時などに母親に連れられ、診察を受けに来ていた。その双子のうちの一人が、「最近この子の目つきがおかしいので診てほしい」と母親に連れられてきた。開業2年目の頃である。神経学的なテストをしたところ、明らかに中枢神経に異常があることが分かり、すぐに大学病院に紹介状を書いた。

数カ月経って、その女の子の母親が私のところへやってきて、「この子を佐藤外科に入院させてほしい」と言う。「どうした訳ですか?」と尋ねると、「脳と脊髄の間の部分に良性の腫瘍ができていて、そこは手術ができない部位であるため、放置する他に手段がなく、腫瘍は徐々に大きくなって、やがて全身の麻痺が進み、最後に呼吸が停止して死を待つしかない状態である」と説明した。「なぜ、大きな病院に入院しないのですか?」と尋ねると、「近所の佐藤外科で看取りたいのだ」と言う。「そのような患者を個人の診療所で診療するのは困難である」と入院を断ると、若い母親は泣き泣き帰っていった。

しかし、その後1週間、午前の診療が終わると毎日昼休みに、母親が来院して、1時間近く全く同じ場面が繰り返された。私も心を鬼にして必死に断る。その度に母親は泣きながら帰ってゆく。1週間目の土曜日に、とうとう私の方が負けてしまった。

脊髄の神経線維は、末梢へ伸びるものほど脊髄の外側に位置する——Gesetz der excentrische Verlagerung der längsten Bahnen——解剖学で習ったくだりである。したがって、脊髄の神経線維が、脊髄の外側にある腫瘍から圧迫を受けると、足先の方から麻痺が上行してくるのである。

足を引きずって入院してきた女の子は、数週間後には歩けなくなり、寝たきりになった。麻痺が上行して胸部に及ぶと、自力で呼吸ができなくなった。可憐な少女の喉を切開するのに怯んだ私は、我ながら未練で愚かであると思いつつ、母親に、「どうしましょう?」と尋ねた。母親から、「何言ってるんですか、先生! 直ぐ人工呼吸器をつけてください」と叱るように言われ、気管切開をして人工呼吸器をつけた。

回診が終わって病室を出る度に、私はいつも、「またね」と声をかけ、女の子は、「はい」と応えてくれていた。辛いはずなのに、愚痴や不安を一切口にしたことのない賢い子だった。人工呼吸器がついて声が出せなくなると、わずかに動かせる指を曲げて合図をした。麻痺がさらに進み、指も動かせなくなってからは、長い睫毛を上下して、「またね」に応えてくれた。10歳の子供が苦難の中にありながら、きちんと挨拶を返す聡明さに心を打たれた。この子が息を引き取った際の母親の激しい悲嘆の様は、見るに忍びないものであった。

開業で実感したこと

「患者さんは身近なところで総合的に診療してほしいと思っている」

これらの経験を通して、私は一般の医療は極めて地域密着的なもので、患者さんも家族も身近の医療機関で受診し、総合的に診療してほしいと思っていることを実感した。そこで、医療について、できる限り地域の要求に応えようと決心した。「患者さんを断らない」ということである。すでに外科・整形外科については水上智夫君、石田勝正君の助力を仰いでいたが、自分ができない手術は術者を招く、内科医に応援してもらうという方針を徹底することにした。

膀胱全摘回腸導管形成術

冬のある日、膀胱がんの患者が運び込まれた。下腹痛、血尿で某国立病院へ救急搬送されたが、寒い廊下で長時間放置された上に、手術は不可能と言われて、その病院に不信を抱き、当院へ来たと言う。「膀胱がんの手術は大きな手術になるので、大病院で受けた方が良い」と説得したが、「大病院は懲りごりした。どうしてもこの診療所で手術してほしい」と頑として聞き入れない。同級生の故小松洋輔君（当時関西医大泌尿器科教授）に相談すると、来院してくれ、手術は可能と言う。彼の手術は、精緻で血管周辺のリンパ節郭清も徹底的に行っていた。

この患者さんは、自分の病気について絶望的になっていて、態度も投げやりなところがあったが、数年後にはゴルフの練習場で見かけるようになり、すっかり普通の人間に戻っていた。再発はなく天寿を全うした。

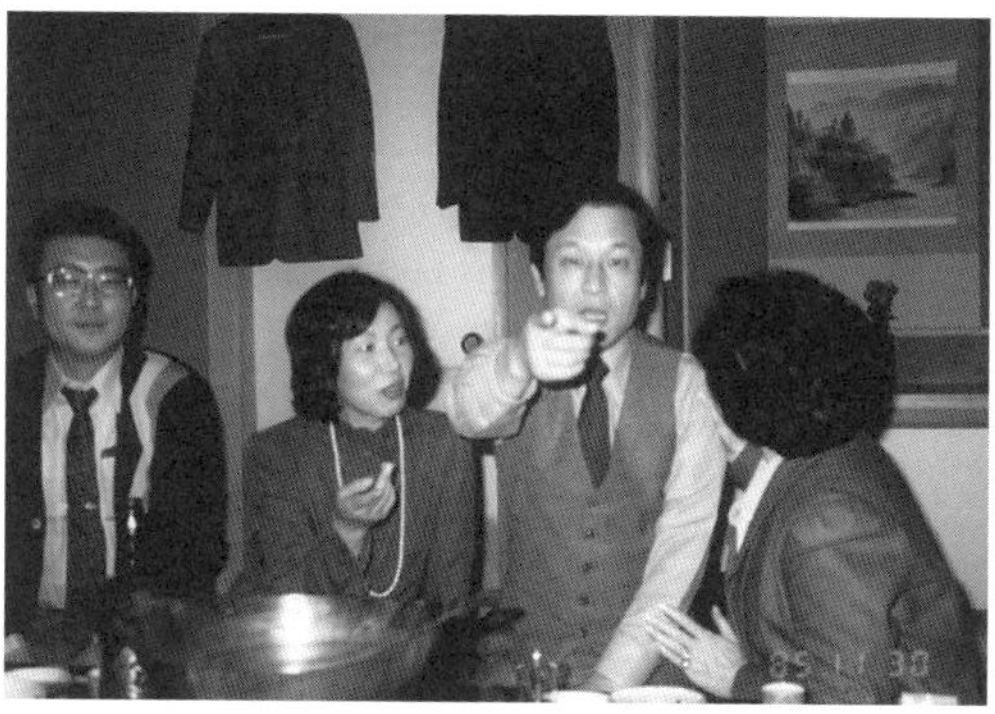

左から小松洋輔君、小松夫人、水上智夫君

■子宮付属器手術、子宮筋腫手術

卵巣嚢腫の頸軸捻転もしばしば運び込まれた。ある夜は、17歳のきれいな女子高生が激しい腹痛で来院し、エコーで見ると巨大な嚢腫が見つかった。付き添いの父親に緊急手術が必要であり、卵巣は保存して切除するから妊娠には差支えないと説明したが、不信と不満の表情を隠さないので、彼を手術室へ入れ、手術の一部始終を見てもらった。手術創がなるべく目立たないように、恥骨上縁に沿って下腹部に半円形の皮膚切開を加えるPfannenstiel切開で開腹した。嚢腫は左右にあり、それぞれ700mlと500mlの巨大なものであった。彼は最後までブスッとしていた。女子高生は無事退院した。いつか、「子供が産まれました」という手紙が来るかもしれない、と淡く期待していたが、便りはいまだに届いていない。

子宮筋腫の手術は同級生の有原健君に頼んだ。有原君もあまり授業に出ていなかったのか、お互いに顔を知らなかった。手術は電話で頼んだのである。手術当日、診療所の廊下で顔を合わせ、「君が佐藤君か?」「君が有原君か?」と互いに問答を交わした。

■小児の手術も行った

腸重積、虫垂切除、鼠経ヘルニア、停留睾丸整復などの手術も行った。夜中に腸重積の幼児に来られると難儀した。注腸法で整復されない場合は、開腹して整復・固定する。手術室にいるのは私と看護婦の二人だけである。緊張したものであった。

麻酔はケタラールを頻用した。ケタラールは危険という意見が一部にあったが、アトロピンを混注しておけば気道分泌が抑えられて、特に不都合はなかった。注射の時に子供が泣き叫ぶのを見たくなかったので、別室にいて幼児の泣き声が収まった頃を見計らい、手術室に行くようにしていた。

■腹部大動脈瘤も手術

腹部大動脈瘤のある患者さんも私の診療所で手術を希望した。同級生の胸部外科医安田隆三郎君に頼むと、気軽に引き受け、グラフト手術をしてくれた。大手術でも、腕の良い術者がしっかりと行えば、術後のトラブルはなく、術後管理は診療所でも行えるのである。しかし、患者さんも多様になり、内科系の診療も頼まれることが多くなって、開業3年後の1982（昭和57）年には外来患者数が160人余に達し、診療所の規模で運営するのは困難と感じるようになった。重症の入院患者さんがいる場合は、外出もままならなかったのである。

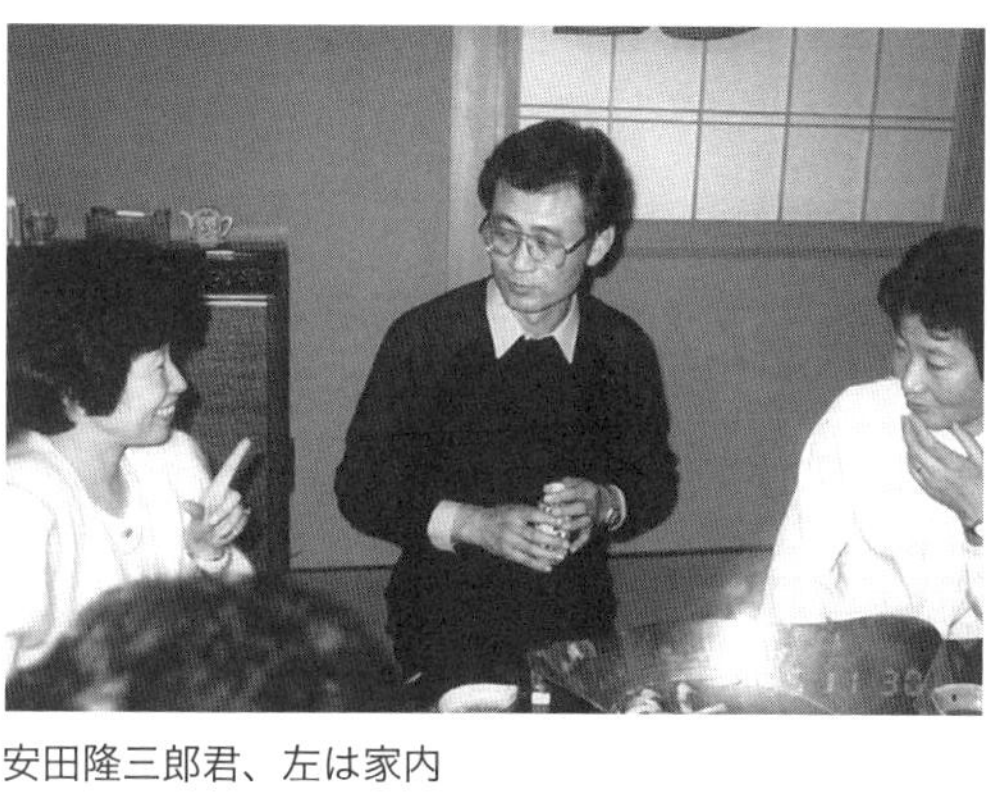

安田隆三郎君、左は家内

第21章　3年間に5回増築――佐藤病院開設［1982（昭和57）年］

ありがたかった戸部隆吉教授の応援

患者さんが増えるに従い、3年間で増築を5回行い増床した。周囲は田だったから増築は容易だった。病院にすると大勢の人に働いてもらわなければならず、大変そうで気が進まなかったが、やむなく45床の病院を開設した。病院化に際し、一番の問題は医師の確保だった。外科は戸部隆吉教授が、大学院生を

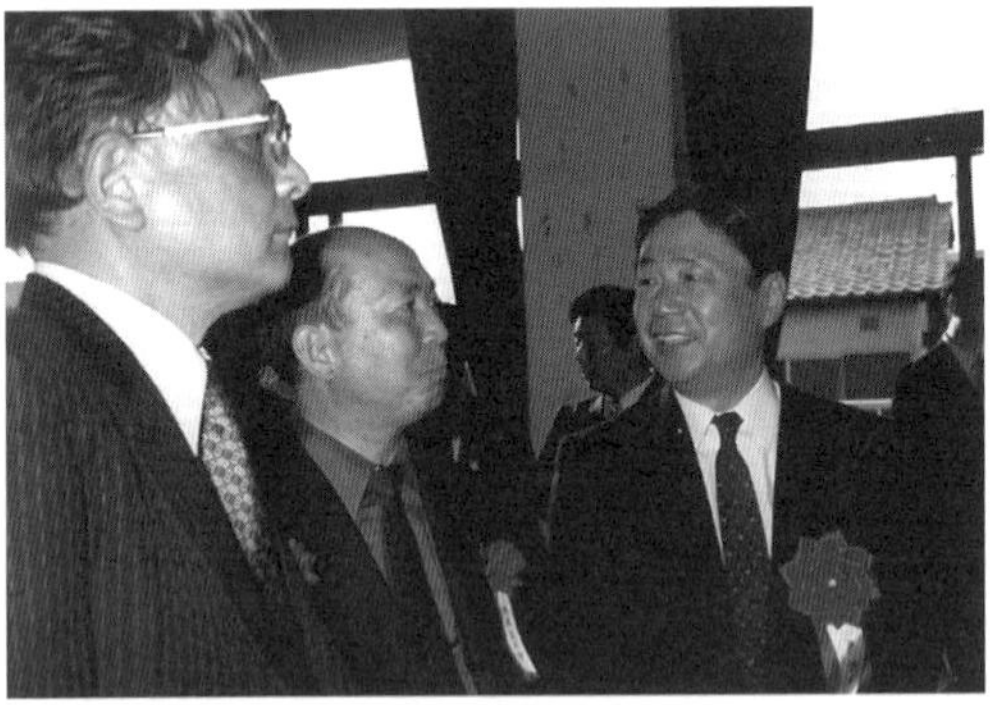

左から戸部隆吉教授、同級生肥後昌五郎君、正木直也君

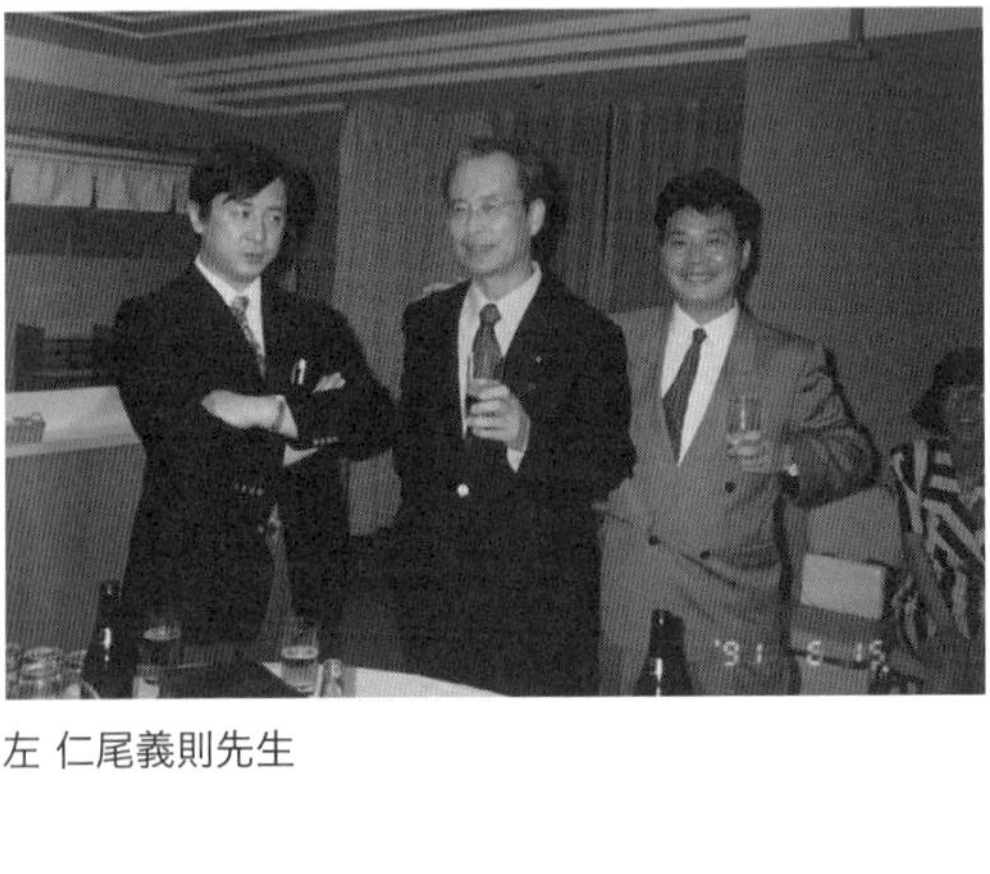

左 仁尾義則先生

主とするグループを派遣して下さった。仁尾義則（昭和51年卒）、白石隆祐（昭和51年卒）、今井史郎（昭和54年卒）、仲野孝（昭和54年卒）の諸兄である。

内科は第二内科の大学院生がグループで助けてくれ、そのうちの一人小出達真君（昭和60年卒）が常勤として残り、さまざまな経緯はあったものの大きな貢献をしてくれた。

■診療所を開設した際と同様にスタッフのとりまとめに苦労

看護婦や事務職員など新規採用したスタッフのとりまとめは、円滑に進んだとは言えなかった。中心になる人材がいなかったからである。私と家内の2人で管理できる業務は限られている。税務調査で指摘され、事務員による横領が発覚した時には落胆した。

■佐藤病院をつくったといわれる4人の女性

看護部は少しずつ中心人物が出てきて、まとまり始めた。竹内能美さん（現社会医療法人美杉会顧問）は温厚で明るく良く気がつく人で、この人が看護部長の役目を果たしてくれた。安藤由紀子さん（現社会医療法人美杉会顧問）も緻密な考えのできる人で、病棟をまとめた。彼女は当時准看護婦だったが、のちに看護師の資格試験に合格している。山本

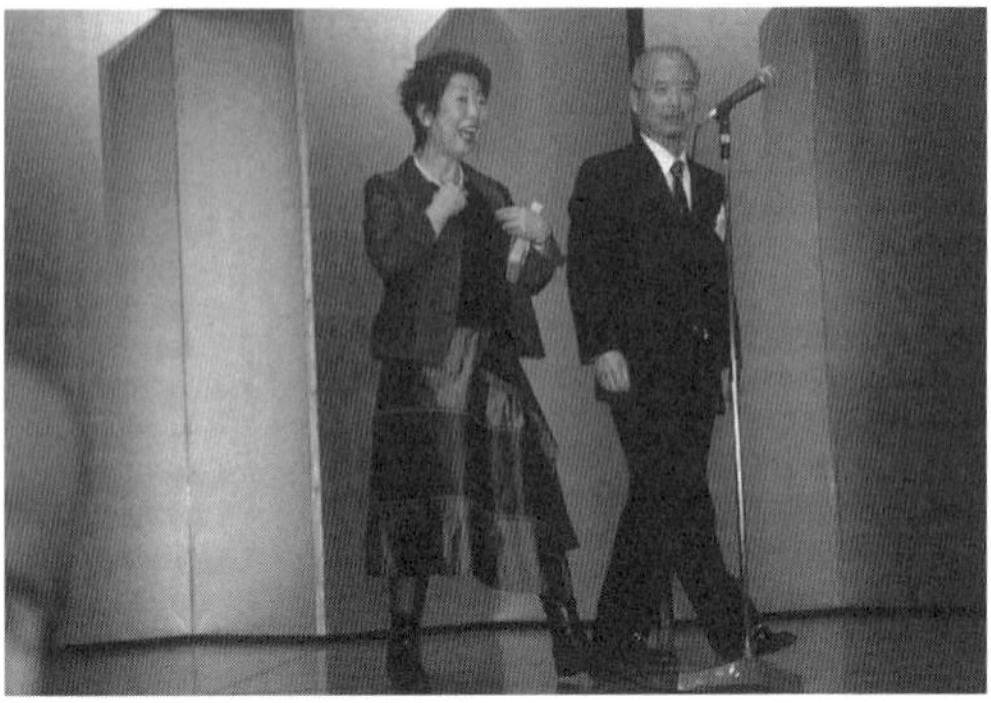

竹内能美さん

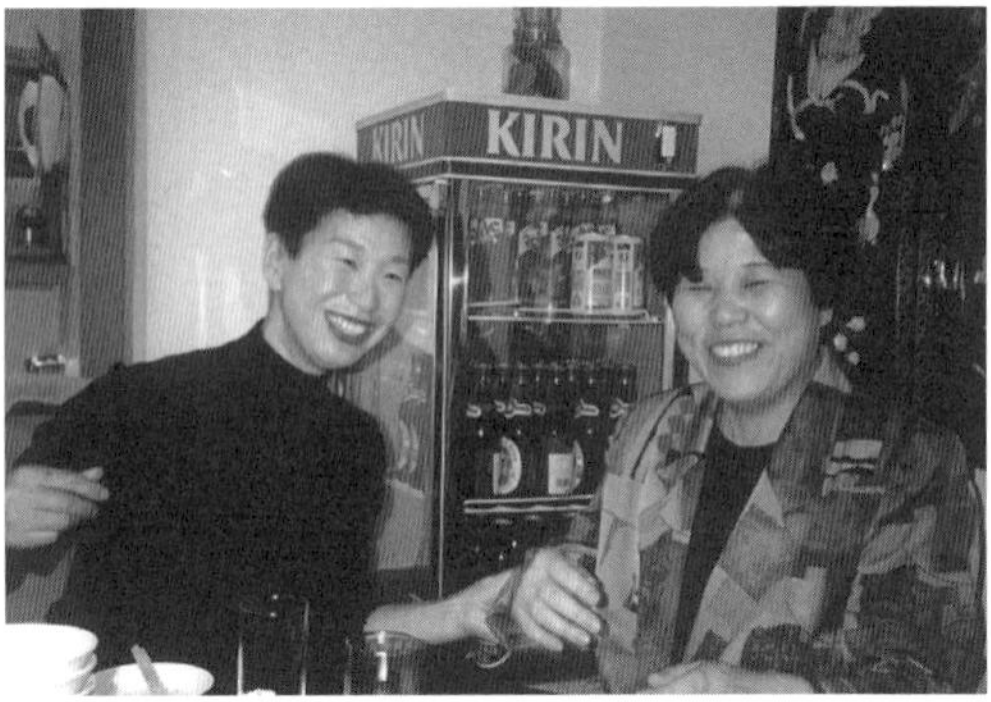

左から山本幾子さん、安藤由紀子さん

幾子さん（現佐藤病院外来看護師長）は外来を明るく活性化し、石田規子さん（現介護老人保健施設美杉看護師）は手術室担当である。

原則として患者さんを断らなかった私は、夜中でも緊急手術を厭わなかった。そのような際、この４人は労を惜しまず、快く集まってくれたのである。大変ありがたかった。理念を共有し、実践してくれる優秀な人材が現れてくれたおかげで、佐藤病院の経営は安定に向かった。夜中に看護婦さんを呼び出して、ご主人にも随分迷惑をかけたことと思う。

この４人を称して、「佐藤病院をつくった４人の女性」と呼んでいるのは佐藤病院の壷井和彦前院長（現男山病院消化器内科部長，昭和53年卒）である。

　この間にも患者さんは増え、１９８８（昭和63）年に佐藤病院は１２０床に増築、増床した。

看護婦主導で始まった在宅医療［１９９０（平成２）年］

　看護部の主導で、１９９０（平成２）年から在宅医療を開始した。看護婦が退院してゆく患者さんに、「退院後も自宅へ来て診療して下さいね」と頼まれ、医師を説得した上で、私に提案したのである。〝在宅〟は人手がかかると思い、当初、私は乗り気でなかったが、在宅の患者さんは増える一方で、在宅用の車も購入することになった。

　現在、在宅患者さんは５００人、在宅用の車は44台である。

　１９９１（平成３）年に国が老人訪問看護制度を創設し、１９９４（平成６）年に在宅医療の位置づけが明文化された。制度が後から追いついてきたように感じた。

第22章　日本経営［1984（昭和59）年〜］

■〝導きの星〟小池由久さん（現株式会社日本経営名誉会長）

1984（昭和59）年、もたつく病院経営を心配した家内は、菱村会計事務所（現株式会社日本経営）が主催する医療セミナーに出席し、講師にいくつか質問したようだった。すかさず電話でフォローがあり、間もなく病院にあった自宅に颯爽とした青年が現れた。現在の日本経営名誉会長小池由久氏である。小池さんはその後さまざまな場面で、大変有効な助言や助力をして、私どもを導いて下さっている。

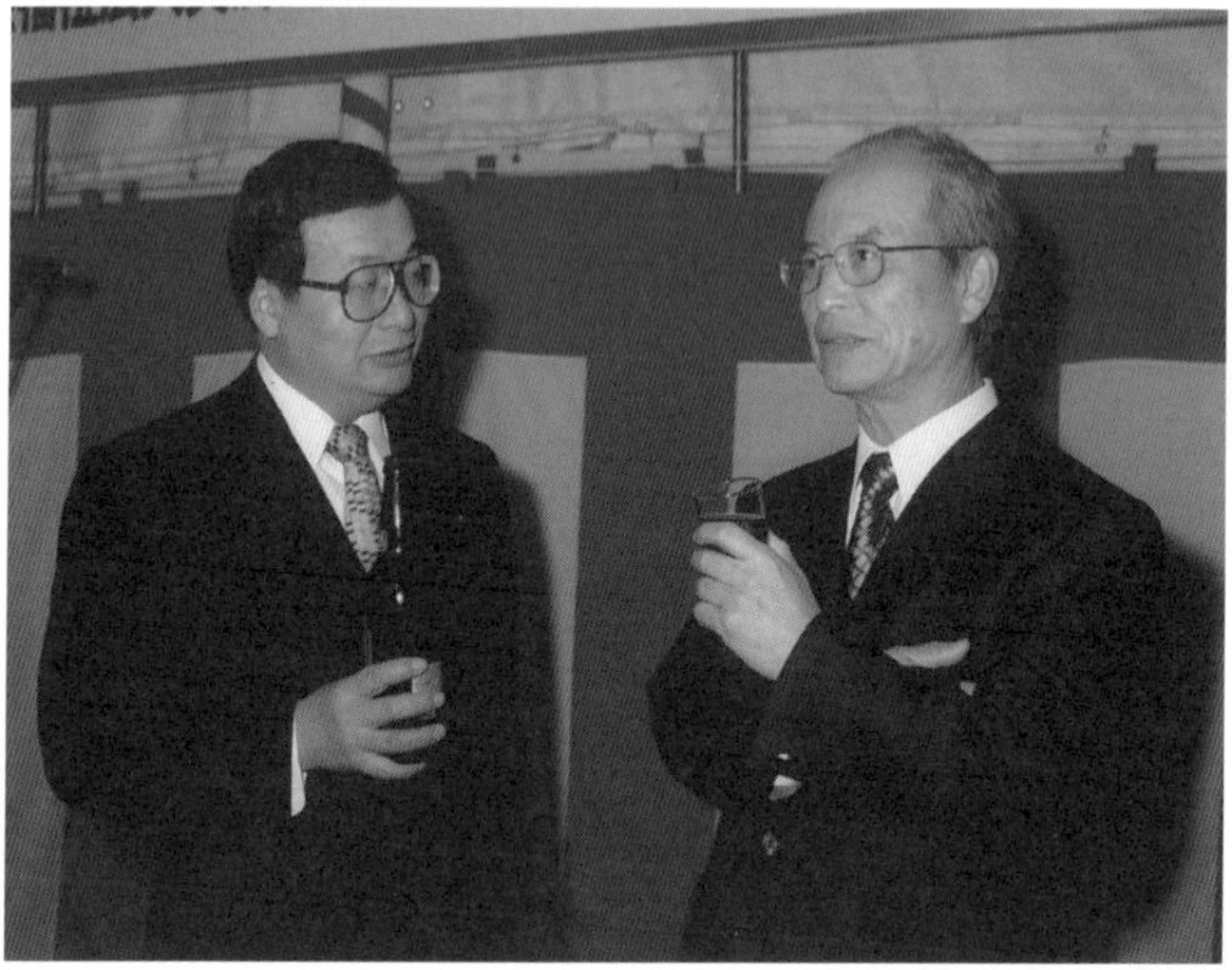

左 株式会社日本経営代表取締役社長（当時）小池由久氏、平成14年特別養護老人ホーム美郷地鎮祭にて

菱村会計事務所により会計管理が明確になり、派遣された川崎依邦氏の指導で、現在の主任会議、経営会議の骨組みができた。川崎氏は時に泊まり込んで教えてくれた。これをきっかけに多様な会議システムが形成された。

■画期をもたらした久留義秋事務長の就任［1991（平成3）年］

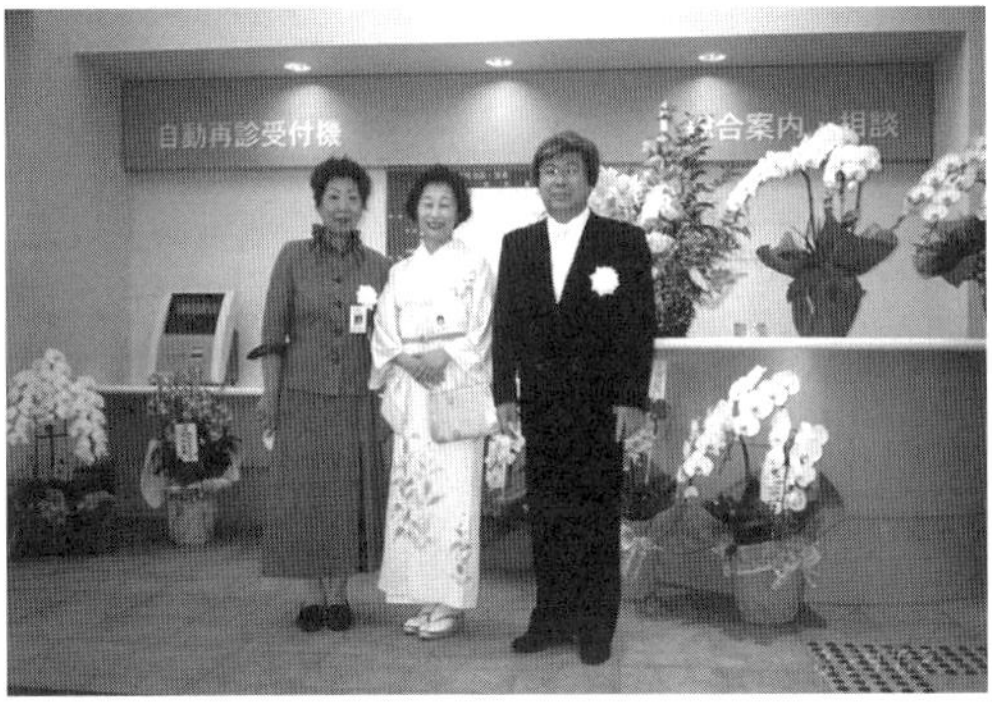

左から竹内能美さん、家内、久留義秋氏

佐藤病院は看護部が安定してきたが、事務長に恵まれず、私としては歯がゆい思いがあった。そのような時、小池さんが久留義秋氏（現社会医療法人美杉会専務理事）を紹介してくれたのである。彼は私が待ち望んでいた事務長だった。

久留事務長は、院内を細部まで統率した上に、新しい発想を提案したり、内外の細かな情報を取り入れて私の知恵袋になってくれた。私がいちいち対応しなければならなかったトラブルも引き受け、私の長男・次男の指南役でもある。彼は就任早々、2台で行っていた人工透析の非効率を厳しく指摘し、透析クリニックの設立を提案した。

優秀な看護部長、事務長は病院経営の要である。

■訪問リハビリ、第1回モニター会［1994（平成6）年］

リハビリテーション部の提案で訪問リハビリを開始した。現在利用者は373人、年間3万2467回の訪問リハビリを実施している。

モニター会は、近隣の方や患者さんの中から10人ほどにお願いして、月に1回、私どもの仕事について問題点などを指摘していただいている。指摘事項は可及的にその場で調べ、その場で回答することを心がけた。時間を要するものは次回までに改善した。現在263回を数える。ご意見箱の苦情と同様、自分たちが気付かないところを指摘してもらうのは大変有用で、ありがたいことである。

第23章　医療法人美杉会設立［1995（平成7）年］

■自己資本比率充足のため、個人で2億円を借金して佐藤病院に寄付

訪問看護ステーションを開設するためには医療法人を設立する必要があった。医療法人設立には当時、自己資本比率20％以上が必要で、佐藤病院は2億円が不足していた。やむなく私が個人として銀行から20年賦で2億円を借り入れ、それを病院に寄付した。私の借金返済は平成27年まで続いた。

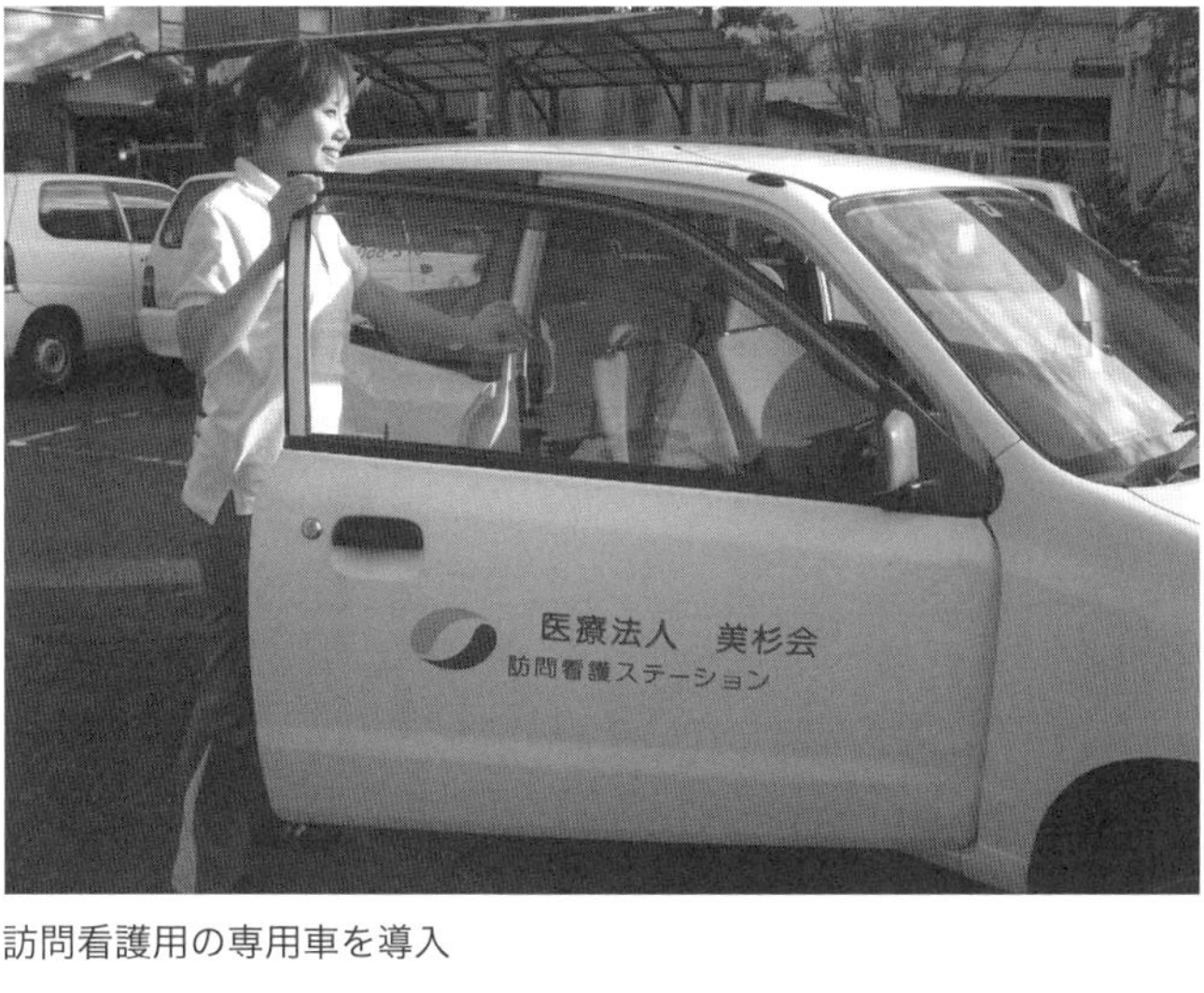

訪問看護用の専用車を導入

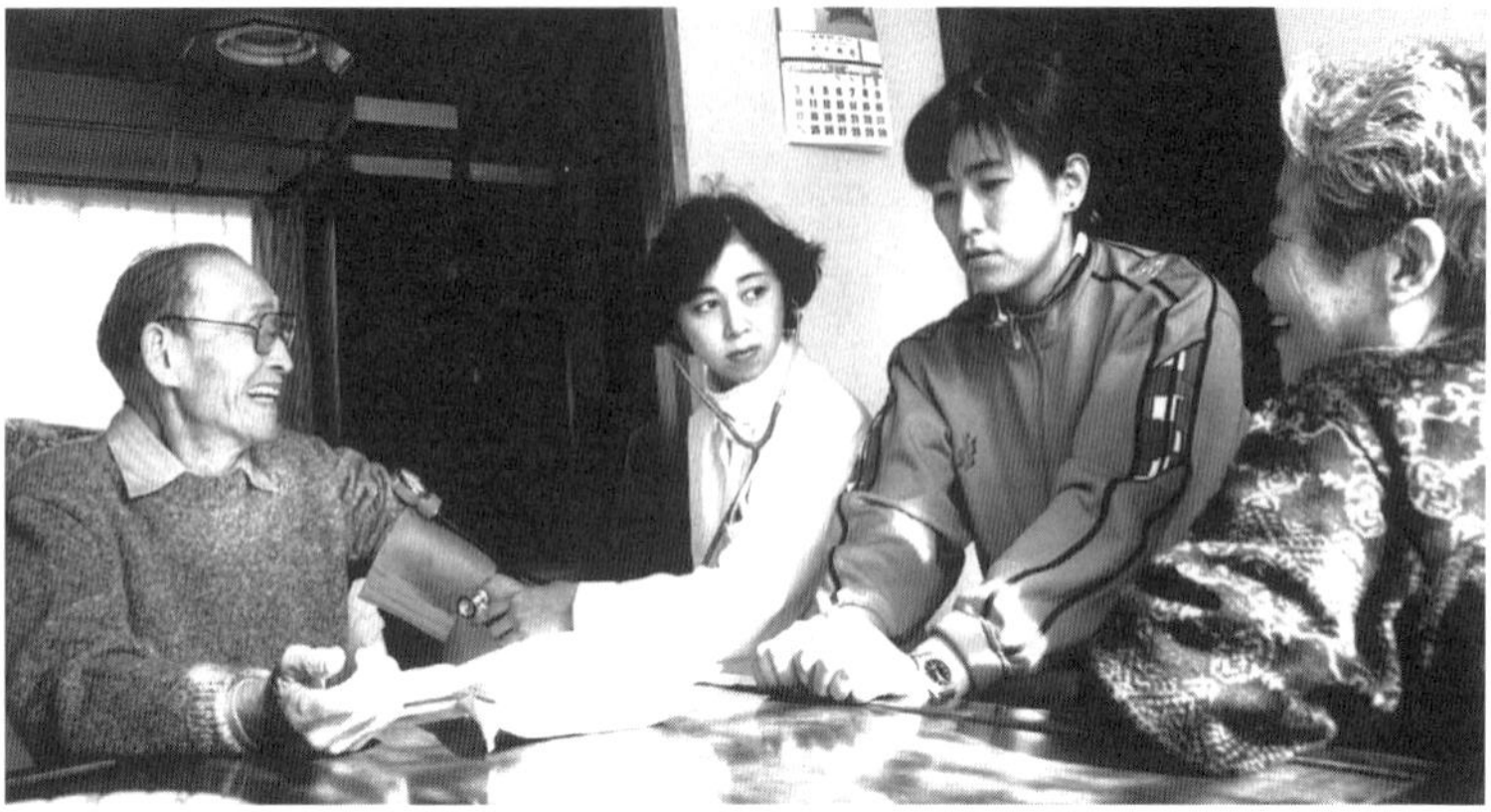

当時の高須久美子さん（右から2人目）

■訪問看護ステーション開設［1995（平成7）年］

在宅医療の経験があったので、訪問看護ステーションの開設は円滑だった。現在、訪問看護ステーション4カ所で、370人余の利用者さんを訪問している。訪問看護ステーションの発展に大きく寄与したのは看護婦の高須久美子さん（現社会医療法人美杉会看護教育部長）である。彼女は大変なヴァイタリティと指導力で事業を推進してくれた。後の介護老人保健施設開設時等にも、介護士等の指導に力を発揮した。

■透析診療所開設［1996（平成8）年］

久留事務長の強力な提案で、牧野に30ベッドの透析クリニックを開設した。開設に先立ち、滋賀県湖南市で透析クリニックを開業しておられた荒川正夫先生（昭和34年卒）のところなどを見学させてもらった。一般診療もするのではないかと疑い、反対した近医がいたのは意外だった。透析は現在5カ所の医療機関で350人の患者さんを診療させていただいている。

■ホームヘルパーステーション、訪問入浴センター開設［2000（平成12）年］

訪問介護のためにホームヘルパーステーションを開設。自宅で自力で入浴できない人のために、ビニール製の浴槽を持参して訪問入浴を開始した。

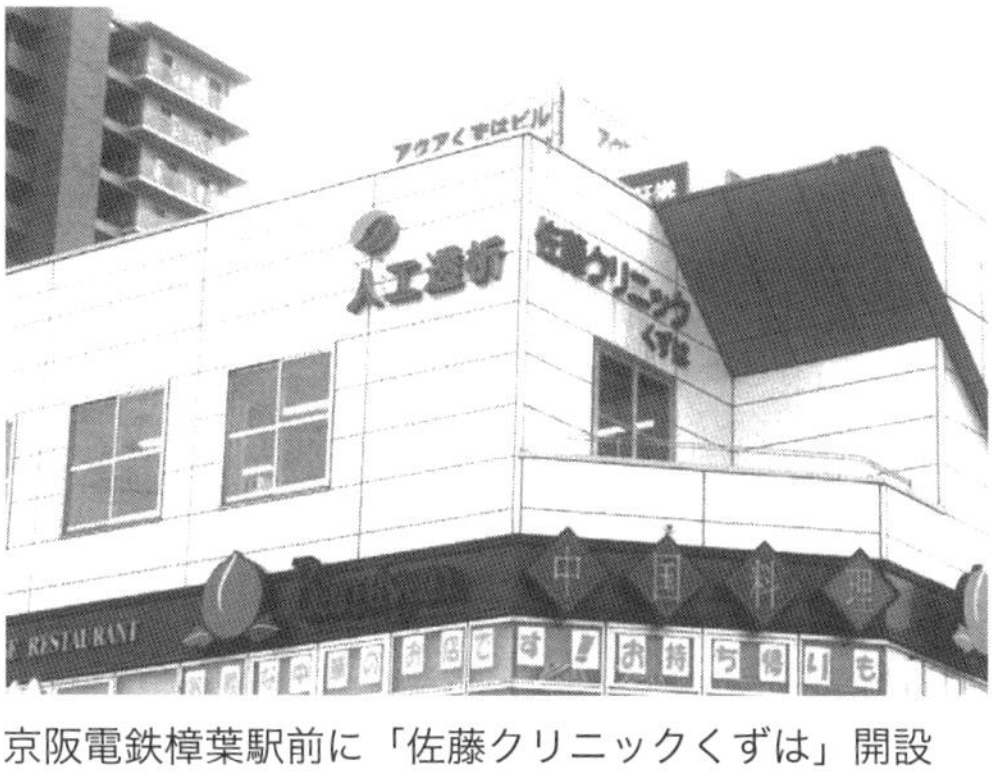

京阪電鉄樟葉駅前に「佐藤クリニックくずは」開設

■老人保健施設開設［1998（平成10）年］

佐藤病院の病床はわずかに120床、平均在院日数は12日台の急性期病院で病床利用率は年間を通してほぼ100％である。病床が限られているので、治療の終わった患者さんは退院してもらわなければ困る。しかし、入院継続は必要ないが、退院までの間にリハビリ等の必要な人も少なくないのである。その目的に適うのは介護老人保健施設である。

1998（平成10）年、病院に隣接した土地に入居定員150人、通所リハビリ定員100人の施設を開設した。2008（平成20）年には、解散医療法人の介護老人保健施設（入居定員150人、通所リハビリ定員70人）を継承した。

■佐藤病院 （財）日本医療機能評価機構から認定を受ける［1999（平成11）年］

医療の質向上を目的として、1997（平成9）年から第三者による病院機能評価が始まった。この審査を受けることにより、病院の各部門で改善が行われ、職員の意識も向上した。認定の更新は5年ごとに行われるが、私どもは毎回受審している。受審のための作業負担は大きいが、サーベイヤーの方々の熱心な指導に感謝している。

■配食サービス開始［1999（平成11）年］

退院してゆく患者さんで、買い物や料理ができるほど回復していない方もある。そのような方々の要請で配食サービスを始めた。栄養部の山本美佳子部長は努力家である。配食サービス利用者は一時２２０人を超えたが、専門業者等の進出によって、現在は１８０人に減少傾向である。

■特定医療法人認定［２００９（平成21）年］

■社会医療法人認定［２０１４（平成26）年〜］

社会医療法人は、医療の非営利性を保ったまま、経営の透明性・効率化、地域医療の安定化を目指す制度で、２００６（平成18）年に制定され、２００８（平成20）年から認定が開始された。財産権を放棄する代わりに、本来事業は非課税になる。いくつかの要件があり、佐藤病院は救急医療の項でその要件を満たしていた。しかし、継承した男山病院が他府県（京都府八幡市）に在って要件を満たしていなかったために、認定が遅れた。複数の医療機関がある場合に、それらが同一府県内に在る場合は、一つの医療機関が要件を満たせば足りるのだが、他府県に在る場合は双方が要件を満たさなければならなかったのである。男山病院は、他府県といっても、出入口の一つは佐藤病院のある大阪府枚方市に面していた。調査に訪れた厚生労働省の係官に認定申請が遅れた理由を話すと、耳を傾けている様子だった。しばらくして法改正が行われ、他府県にあっても近接している場合は、認定されるようになった。

第24章　佐藤病院新築移転［2002（平成14）年］

移転後、5年間経常利益は赤字に転落

5回繰り返した増築が限界に達したので、佐藤病院を現在地に新築移転した。土地探しの苦労は今度はなかった。回診中に高齢の女性が、「先生、私の土地を借りてくれませんか」と声をかけてきたのである。私の病院からほど近いところに、耕作を放棄された広い田があった。旧病院は有床診療所に戻した。

移転した途端、5年間赤字が続いた。その後も放射線治療機など大型投資をする度に赤字になった。急性期病院を維持するのは大変厳しい。その代わり、新入院、外来、手術件数は増え、病床利用率は年間を通じてほぼ100％になり、平均在院日数は短縮した。

ある日、「独立行政法人 福祉医療機構」の理事長（元厚

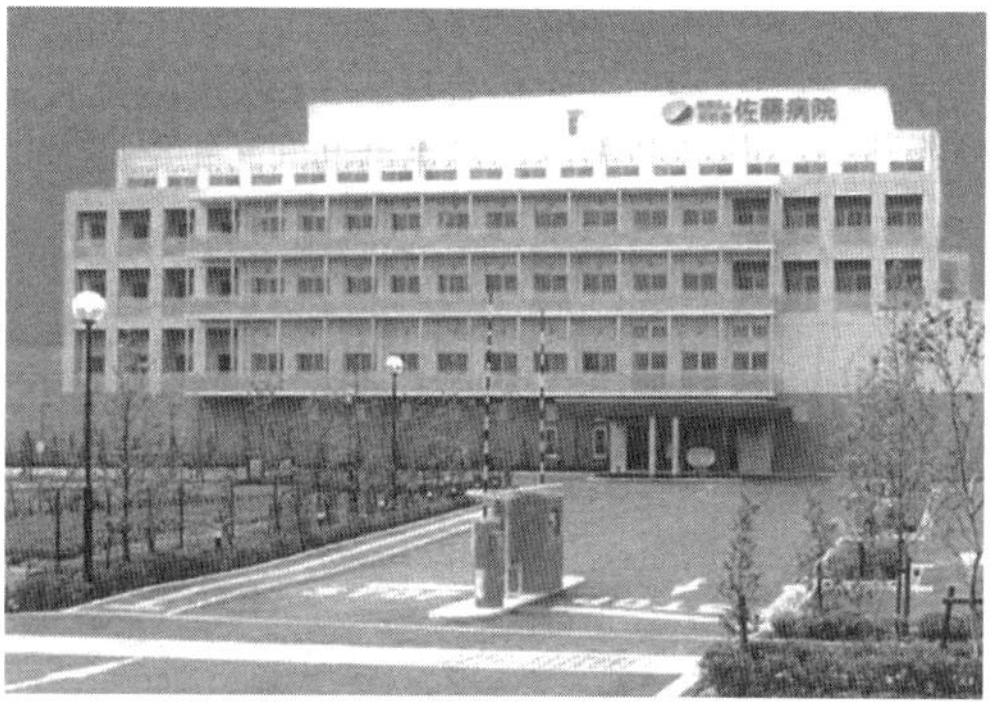

竣工時の佐藤病院

生労働省事務次官）が視察に訪れた。佐藤病院建て替えの際、福祉医療機構から融資を受けていたので、チェックに来たのである。案内が終わった後、「どうしてこのように大きな物を造ったのですか?」と眼鏡越しにやや厳しい表情で尋ねられた。「120床の病院にしては建物の規模が大きすぎるのではないか」ということだったようである。「タダ同然の学費で医師にならせてもらいましたから（しっかりした病院で地域に貢献したかったのです）」と言うと、元次官の表情が緩んだ。

4年前に新築した介護老人保健施設へ案内すると、職員の元気な応対に、元次官は笑顔になって、帰りの車に乗り込まれた。

第25章　社会福祉法人美郷会設立［2003（平成15）年］

■特別養護老人ホーム開設

老人保健施設の入居期間は原則3カ月である。だが、かなり多くの人が3カ月では退所できない。そのような人々の希望に応えるために特別養護老人ホームを開設した。現在6施設を経営しているが、入所待機者は約400人を数える。

■介護付き有料老人ホーム開設［2007（平成19）年］

特別養護老人ホームの収容には限りがあるので、介護付き有料老人ホームを3カ所、2007（平成19）年、2011（平成23）年および2012（平成24）年に開設した。要支援1以上の方が入居し、入所期間の制限はなく、

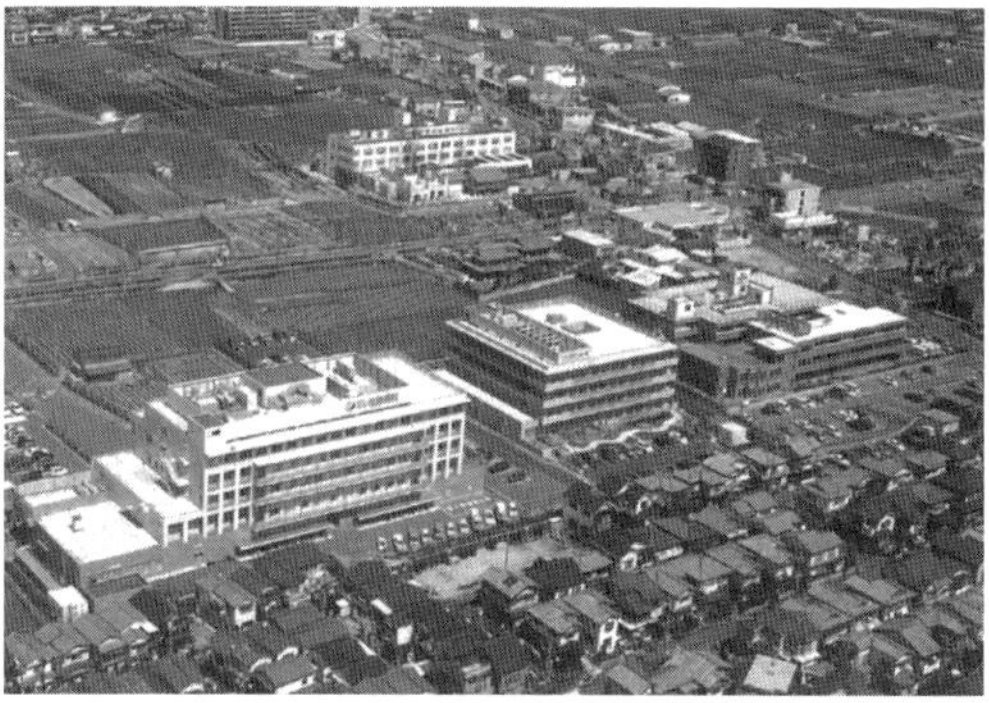

左から佐藤病院、特別養護老人ホーム美郷、介護老人保健施設美杉

入居一時金が必要である。

■サービス付き高齢者向け住宅［2013（平成25）年］

国土交通省の「高齢者等住宅安定化推進事業」によって建築費の10分の1が補助される制度ができたので、サービス付き高齢者向け住宅（サ高住）を順次4カ所開設した。こちらの入居率はなかなか向上しない。通常の住居に比べ、相談員が常駐して相談などに対応するので、その人件費のため入居費が割高になるのである。

第26章　情報の共有　会議システム

■情報を共有しないで経営するのは盲目運転と同じ

私どもの法人では、始業時刻は午前8時30分である。毎朝8時30分から10分間、各部署が持ち回りで朝礼を担当し、各種会議を8時40分から9時まで20分間行う。特に重要な理事・部長会議、主任会議、経営会議は月に1回ずつ水曜の午前8時から行う。

法人の情報は、経常利益に至るまで全て発表する。情報の共有なしで経営するのは盲目運転と同じである。情報の共有により、次の利点が得られた。

①法人の意図していることや事業の情況を末端の職員も理解する
②各施設・組織の改善点が明らかになる
③情報の蓄積によってグループが進むべき方向を探ることができる
④現場のリーダーに任せることができる
⑤患者・利用者の適切な施設への移動が、円滑・速やかに行われる

■会議で鉄則にしていること

①必ず結論を出す。「検討する」という結論は原則排除

②決めたことは可及的速やかに実行する（1週間後の会議で実行の有無を問われる）

③整理して簡潔に述べよ

④時間厳守

■決断し実行することを重視

私は決断し、実行することを重視している。「決断しないことは、多くの場合、間違った行動をするより悪い」"Indecision is often worse than wrong action."というヘンリー・フォードの言葉は、真実の一端を突いているように思う。

第27章　現場主義

できるだけ自分で現場を見る

賃金制度、会議システムとともに、私が重んじるのが〝現場主義〟である。私は次のことを実践してきた。

①問題があれば、できる限りその場に行き自分の目で確かめる
②25施設の建築に当たっては、全ての建築会議に出席して、全ての図面に目を通した
③病院の譲渡を受けた際は、その病院で自ら一定期間診療を行った
④仕事は本部で幹部職員たちと机を並べて行っている
⑤パートを含め、採用する職員全てを面接する（年間２９１人―平成29年度）

ピーター・ドラッカーの言葉

私は次の言葉を、ピーター・Ｆ・ドラッカーの著書の中に見出した際は、まったく〝我が意を得た〟という思いがした。

『軍では、決定を行った者が自分で出かけて確かめることが、唯一の信頼できるフィードバックであることを知っている。部下の報告を信用しないということではない。コミュニケーションが当てにならないことを知っているだけである。大隊長自らが隊員食堂で隊員用の食事を試食するのもこのためである。メニューを見て料理を運ばせることはできる。だがそうはしない。自ら隊員食堂へ出かけ、自分で兵隊たちと同じ鍋からとる』

開業以来、私も職員食堂で職員たちと同じ鍋からとっている。

第六部

病院協会役員

第28章　大阪府私立病院協会［1988（昭和63）年～］

■日本病院学会のフォーラムの演者に［1989（平成元）年］

1988年（昭和63年）、診療所を廃止して120床の病院にした際、牧安孝先生の推薦で、一般社団法人大阪府私立病院協会の理事になった。理事会では大先輩ばかりの役員の中で、新米の私は強い緊張を覚えた。

入ったばかりの理事会で、翌年の日本病院学会のフォーラムに大阪から出す演者の選任が議題になった。ある古参理事が、「佐藤君がいいんじゃないの」といともあっさり私を指名し、拍手があった。それまで医療関係の講演などしたことはないし、病院経営も始めたばかりである。日本病院会のことも初めて聞く。「どうして私のように経験のない者が……」と驚いたが、学会までは1年間の猶予があると思い直した。それからの1年間は講演会で話すテーマについて勉強し、長野で行われた学会に臨んだ。

フォーラムのテーマは「中小病院の今日と明日」だったので、講演のタイトルを「これからの地域医療——中小病院の第一線より——」とした。日本の医療の特色は、病院が小規模でありながら、高機能を保持し、地域に対して様々な医療サービスを行ってきたところにある。中小病院はこの日本型医療をさらに研究して、発展させることが生き残りへの道ではないかと問題提起した。具体的には各病院の診療圏で、急性・慢性疾患をはじめ、リハビリから保健に至るまでの幅広い医療ニーズに応えていくことだと主張した。そして中小病院でも包括的かつ自己完結型の医療を目指すべきであると結論づけた。この主張の根本の部分は、現在の「地域包括ケアシステム」の概念に繋がるものと思う。

現場からの率直な意見にたくさんの拍手をいただいたように覚えている。病院経営と診療に寝食を忘れるほど働いていた頃の私の考えをありのままに述べた。その考えは現在も大きく変わるところはなく、私の法人の理念の一部になっているので、講演録を掲げる。

平成元年　第39回日本病院学会

フォーラム「中小病院の今日と明日」これからの地域医療

——中小病院の第一線より——

枚方市　佐藤病院院長　佐藤眞杉

私はちょうど10年前に大阪郊外の枚方市で有床外科診療所を開業しまして、現在120床の病院を経営しております。〝サバイバル〟という言葉が身にしみて実感されるこの頃でございます。中小病院の第一線に働く者から見たありのままの意見を述べさせていただきたいと存じます。

Ⅰ　中小病院経営の危機について

医療は、1982（昭和57）年の老健法成立の頃を境にして整備縮小の段階に入ったといわれています。以後、健保本人の一割負担、地域医療計画の策定による病床規制、老人の自己負担開始、老健施設の創設、厚生省国民医療総合対策本部の中間報告と一連の医療費抑制政策が続いています。つまり、「医療を効率的に行う」ことが年々強く求められている訳であります。この頃から「病院冬の時代の到来」が囁かれるようになりました。〝医療資源を効率的に配分する〟ということになりますと、私など小病院の経営者はにわかに不安にかられたり、肩身の狭い思いをいたします。事実、最近の進歩した高額な医療機械は小病院では償却できないものが多くなっておりますし、医師をはじめとするマンパワーの配分にも問題がありそうです。

また、〝効率的〟には、同時に競争の原理が取り入れられることを意味します。第三者から見れば、土地・建物・設備全て自分持ちの私どもと、それらを支給された上、幾重にも手厚い保護を加えられる公的病院との間に公平な競争が成り立つとは考えられないことでありましょう。

看護婦さんにしましても、待遇の良い公的病院には就職の順番を待っているところが多いと聞きますが、私どものところは基準看護をとるための努力を2年間しておりますがさっぱり集まって参りません。それも当然といえば当然のことで、たとえば、1987（昭和62）年度の厚生省予算※をみますと、国立病院、国立療養所には看護婦さん一人あたり月に10万円余りの看護婦処遇改善費があてられているのであります。

また、中小病院では一般に医師の確保もむずかしく、いきおい医師給与は高額にせざるを得ません。まことに私どもの体質は弱々しいものと言わなければなりません。

しかしながら、今、私どもがもっとも肝に銘じておかなければならないことは、日本では現在医療供給体制が過剰気味になっていることであります。厚生省の施策には〝ダメな病院は潰れてもらいます〟と言わんばかりのことが盛られています。

私どもはこれらの厳しい条件を十分に認識して今後の病院運営に向かわなければならないと思います。

※厚生省は2001年に労働省と統合して厚生労働省になっている

Ⅱ　病院類型化について

医療費抑制策がドラスティックに進行中のアメリカでは、小病院の倒産が激増しております。しかしながら、社会の持つ文化や伝統は国ごとに異なるものであり、医学・医療の世界も同様であります。アメリカの方法が日本になじむものとは思われません。

厚生省の医療費抑制策で、私ども中小病院にもっとも関係の深いものは病院類型化の構想です。病院を急性病院、慢性病院、老人病院など機能別に再編成し、それぞれに見合った診療報酬を設定するというものです。ねらいは老人の長期入院を抑制することにあります。

病院類型化構想とは、言葉をかえて言えば、少数の高機能病院とその他大勢の低機能病院を作り出すことであります。この場合、

①医療圏は当然のことながら広くなり、病人は交通機関を乗り継いで遠方の高機能病院へ

行かなければならないことが多くなります。病人の苦痛や不便は大幅に増えるわけであります。

②また、成人病などで入院中の患者さんが、急性疾患を併発することは日常的にみられることであります。このような時、低機能病院では対処できない場面も多くなるでしょう。

③大病院志向時代、マイカー時代とは言いましても、家族に入院患者がでれば、その病気がよほど特殊なものでない限り、できるだけ身近において世話をしたいのが、現在の日本の一般的風潮であります。病気がガンなどの不治の病になればなるほど一層この傾向が強くなるように見受けられます。私どもの病院にも、末期の脳腫瘍や子宮ガンなどの患者さんを近所の人が運び込んでこられます。うちは専門ではない、と断っても〝こうなったら専門も何もおまへんやろ〟ということであります。

申し上げるまでもなく、医療が他の企業と大きく違うところは、身体に障害があって活発に移動することのできない病人とその周辺の人たちを対象とする地域密着型の業種であることであります。病院にしましても、歩いたり、自転車で通えるところにあって、そこで大部分の医療サービスが受けられるに越したことはありません。

現在、日本では、質・効率とも世界でもっとも優秀な医療が行われているとみなされていますが、この日本の医療システムの特色は、医療機関が小規模でありながら比較的高機能を持ち、地域に対してきめ細かな医療サービスを行ってきたところにあります。日本の全病院数で国民の人口を割りますと、一病院あたり1万2千人程度であり、まさに歩いて通えるところに一つの病院があることになります。この数字は社会福祉がゆき届いているとされるスウェーデンとほぼ同じであります。そして費用は日本の方がはるかに安く上がっております。

ご参考までに他の国々の一病院あたりの人口を申し上げますと、

フランス　1万5千人　　西ドイツ　1万9千人
アメリカ　3万2千人　　日本　1万2千人（再掲）

です。

また、一つの病院の病床数は平均しますと日本では160床ですが、

スウェーデン　173床　【1980（昭和55）年】
フランス　160床　【1977（昭和52）年】
西ドイツ　219床　【1980（昭和55）年】
アメリカ　189床　【1980（昭和55）年】

でありまして、各国とも意外に一つ一つの病院はさほど大きくないし、また、それほど

大勢の人を対象にしているわけではないことが分かります。

日本の医療は、日本独自の医療の歴史のなかで、主に民間の努力によって永年に亘り営々と築き上げられたものです。実績があり効率も良い優良な財産を捨て去ることこそ非効率に繋がるのではないでしょうか。私ども中小病院はこの方向をさらに研究し発展させるべきではないか、また、そこに生き残りの道があるのではないか、と考えるのであります。

Ⅲ　これからの中小病院と地域医療

その方法の一つとして、条件付きながら、小規模であっても包括的、自己完結型の医療を目指すことがあげられます。

今日の日本のように、医療と医学知識が普及した社会では、プライマリーケアといえども聴診器や通常のレントゲン装置だけではカバーしきれない場面が多くみられますから、診療所の先生方との連携を一層大事にする必要がありますが、その上で、各病院の診療圏の人たちに対して、急性・慢性疾患はもとより、リハビリから保健に至るまで、できる限り幅広く医療ニーズに応えることであります。「間口を広く、奥行きも深く」とまことに欲張ったものですが、日本の他の企業では「経営を多様化して、ニーズの多様化に応える」

ということはすでに懸命に行われているテーマであります。それだけに、病院の機能を一層鋭くして取り組む必要があります。

具体的にはまず医師の問題です。日本では何といっても医師が病院の浮沈のカギを握っております。特に小規模病院では、たった一人でも能力不足や意欲のない常勤医師がおりますと、たちまち病院の経営を傾けてしまいますから、このような医師は、たとえ一時苦しくてもお引き取り願う必要があります。若くても、パートでも良いから診療に熱意のある医師を集めることが大事で、患者さんも集まって参ります。

保健活動は地域との対話を深めるためにこれからぜひ進めてゆきたい方向です。市民検診などの手近なものに積極的にかかわって、その中で地道に対話の輪を広げてゆくことが取り組みやすいことではないかと思います。

患者サービスについては、適時・適温給食など比較的容易に行えるものはどんどん実行するべきであります。私どもの病院では昨年（昭和63年）４月から6時給食を行っています。そのために増えた給食部の労働時間は1日あたり2時間にすぎませんでした。保温食器にしましても、さしてカサもはらず、扱いやすいものがあります。

夜間外来診療は関東方面では余り行われていないようですが、患者サービスの観点からすれば、ずいぶん大きなことではないでしょうか。昼間勤めを持つ人や、学生・生徒が欠勤・休学することなく通院できるわけですし、マイカーで家族を病院へ連れてくることもできます。私の病院では、昨年度外来患者の36％が夜間外来診療を受診しております。

はじめに条件つきながら、包括的・自己完結型の医療を目指すと申し上げました。病院の診療機能を超えるものは直ちに然るべき医療機関へ転送するということでありまして、ここの見極めは厳しくしなければなりません。

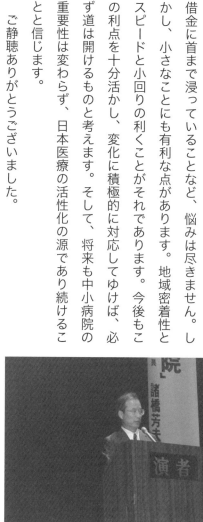

技術が高度化してゆくこと、人材の確保が難しいこと、借金に首まで浸っていることなど、悩みは尽きません。しかし、小さなことにも有利な点があります。地域密着性とスピードと小回りの利くことがそれであります。今後もこの利点を十分活かし、変化に積極的に対応してゆけば、必ず道は開けるものと考えます。そして、将来も中小病院の重要性は変わらず、日本医療の活性化の源であり続けることと信じます。

ご静聴ありがとうございました。

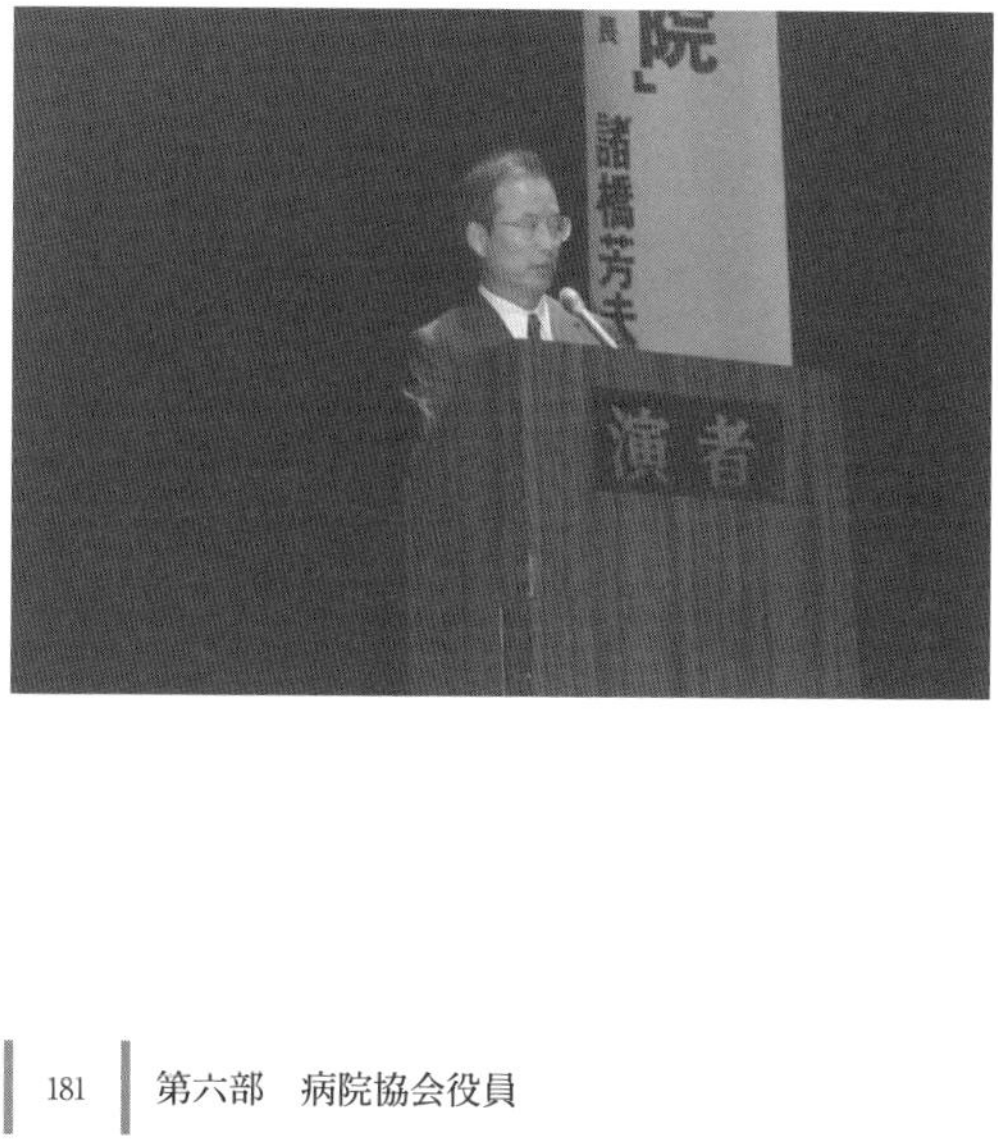

この時の学会長が佐久総合病院の若月俊一先生だった。シンポジウムの打ち合わせで、四半世紀ぶりに東京ステーションホールでお会いすることができた。若月先生は私と同じウォーターマンの万年筆を使っておられた。この万年筆は使いやすく気に入っていたが、近年調子が悪く、修理に出しても直しようがないと言われた。つい最近家内が、長野のフォーラムで若月先生からいただいた謝金をそのまま置いてあると言うので、そのお金の一部で同型の万年筆を購入した。

■副会長、組織強化委員会委員長 ［1996（平成8）年］

1996（平成8）年に大道學会長が私を副会長に選任して下さり、間もなく組織強化委員会の委員長に任命された。当時、大阪府私立病院協会の組織率は50％に満たなかった。大阪府から、「組織率50％未満の団体は公的団体として認められない」と言われ、理事会は本腰を入れたのである。未加入病院をリストアップし、委員会のメンバーで手分けをして入会を働きかけた。冷たい態度であしらわれた場合もあったが、結果的に組織率は50％を超えることができた。近年は２つの私立大学医学部附属病院の入会があった。現在大阪府の私立病院数は４３６、会員病院は３０９、組織率は71％である。多くの病院長、理事長と語り合えたのは無形の財産になった。現在の大阪府健康福祉部との良好な関係は、他府県の病院協会が羨むほどである。

第29章　大阪府私立病院協会会長に就任

［2000～2006（平成12～18）年］

■大阪府医師会と密接な連携を図る

医政に関して私は、病院団体も医師会も、医師層として一致団結した主張を行わなければならないと考えていた。そのためには、大阪府医師会と緊密な連携を保ってゆくことが不可欠である。国民皆保険制度の堅持などについて、大阪府医師会と主張は一致していたので、大阪府医師会が行う政治活動には、私どもは全力を挙げて参加、協力することに努めたのである。

■大阪府医師会会長植松治雄先生を囲む懇親会

［2000（平成12）年～］

2000（平成12）年5月に、大阪府医師会会長植松治雄先生と大阪府病院協会ならびに私立病院協会の会長・副会長との懇親会が行われ、懇親会はその後毎年の恒例になった。

大阪府医師会・大病・私病懇談・懇親会
［2004（平成16）年～］

この懇親会が発展するような形で、三団体の幹部役員が一堂に会し、それぞれ議題を持ち寄って懇談・懇親会が行われるようになり、現在も毎年続いている。

大阪府医師会の「医療制度改悪に反対する大阪府民1万人集会」に協力
［2001（平成13）年］

〝1万人集会〟の運動は、小泉内閣が企図した、大幅な患者負担増と医療費抑制を主眼とした医療制度改革案を阻止し、「国民が安全で、安心して、健康な生活を送れるよう」主張して、大阪府民の健康増進と福祉の向上を図ることを目的としていた。

故植松治雄大阪府医師会会長［1990（平成2）～2004（平成16）年］が提唱したこの運動は、当初、中央の医療界は、「3千人も集まれば良いところだ」と冷笑していた。

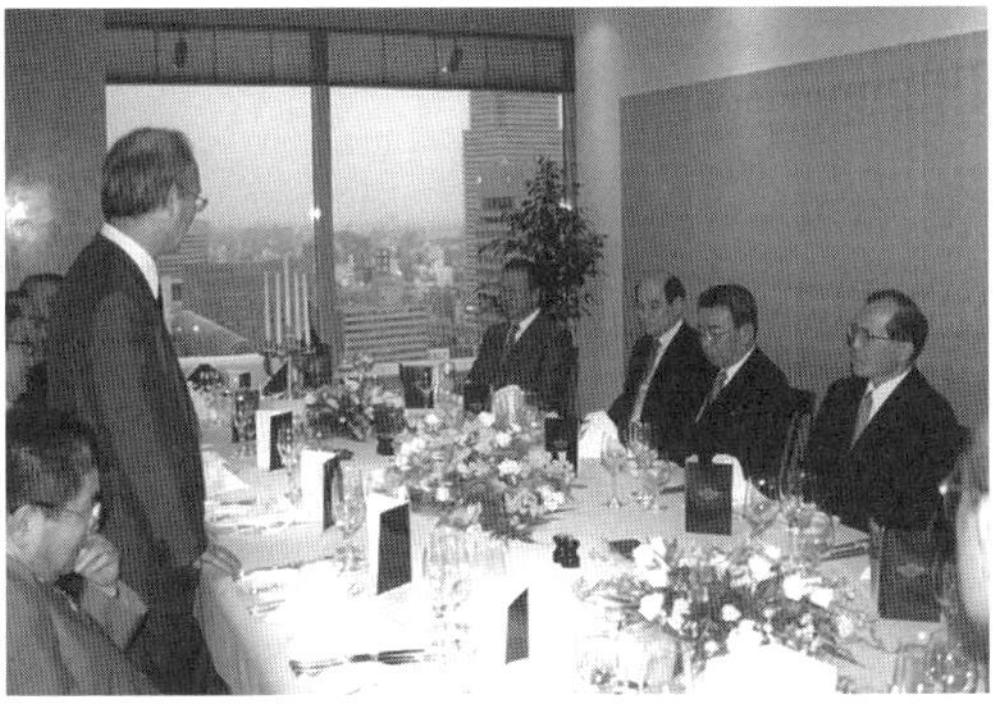

右から2人目植松治雄先生、3人目大阪府病院協会名誉会長 大道學先生、立っているのは私

しかし、当日は1万3千人収容の大阪城公園会場に、予想を超える2万人が参集した。大阪の病院団体は全力で協力し、病院団体からは3840人が参加した。舞台では〝大助・花子〟コンビが熱演した。花子さんは胃切除を経験していた。この運動が中央へも波及し、小泉内閣の医療制度改革案は阻止されたのである。

植松治雄先生は、この後、2004（平成16）年から2006（平成18）年まで日本医師会会長を務め、2018（平成30）年3月に逝去された。享年86歳であった。

■国民医療協議会が設立される［2004（平成16）年］

植松日医会長主導で、2004（平成16）年には国民医療協議会が設立され、〝国民皆保険制度の維持、混合診療解禁反対〟等の署名運動があり、大阪の病院団体は6万7578人の署名を集めた。

■誰もが安心して良い医療が受けられる医療制度に関する陳情［2006（平成18）年］

全国で1763万人の署名があり、大阪府私立病院協会も16万5千人が署名した。

■会費の据え置き――事務局の苦労

大阪府私立病院協会の会費は当初から値上げがされていない。しかも、格安の会費のため、事務局の苦労は大変なものである。2000（平成12）年、私が会長に就いた機会に、会費を上げるという話が出たが、私はそれまで組織拡大委員長をしていたので、入会病院が増えた途端に会費を上げるのは躊躇われた。また、バブル［1986（昭和61）年12月～1991（平成3）年2月］崩壊後の苦しい時だから、上げない方が良いという意見があり、会費は据え置かれた。現在、当協会の財政に余裕がないことについて心苦しく思っている。会が維持できているのは大阪府私立病院協同組合や大阪府病院厚生年金基金（現大阪府病院企業年金基金）に支援してもらっているところが大きい。大阪府医師会の大北昭副会長（元）とは前述の運動等を通じて交流があったが、たまたま、大阪府私立病院協会の会計報告書を見て驚いた風であった。数年前から、大阪府医師会から交付金をいただいている。

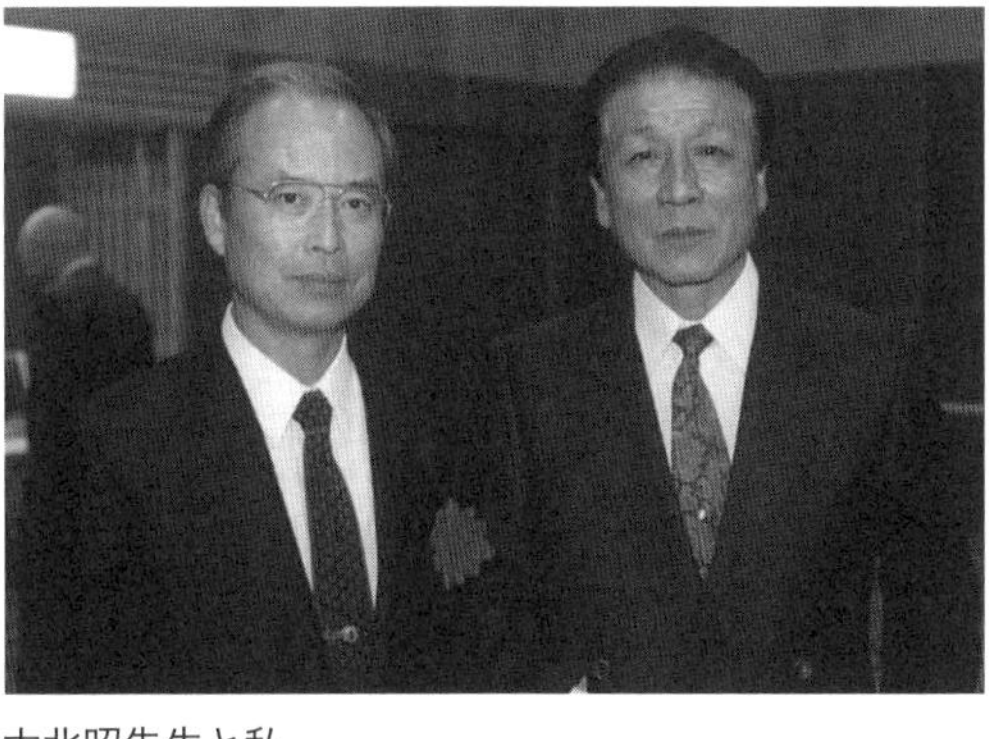

大北昭先生と私

現在の事務局長は竹内博氏で、私病協会長時代に酒井國男元大阪府医師会会長から紹介を受け、活躍してくれている。

大阪府私立病院協会旅行［1989（平成元）年〜］

大阪府私立病院協会（以下私病協）の理事の有志が、毎年1回配偶者同伴で海外旅行を行っていた。私も早速誘われて参加したが、大先輩とごく間近に接触するので、最初の頃は理事会に初参加した時より緊張した。しかし、先輩方は打ち解けて、病院経営や医療の将来展望など、さまざまな話をしてくれた。エレベーターがない時代は、手術後、患者を背負って2階や3階にある病室まで運んでいたという話もあった。

旅行団長は牧安孝先生である。先生のユーモアと細かい心配りのお世話によって、旅行は大変楽しいものだった。けれども、日程は厳しかった。早朝に出発し、深夜にホテルに帰る日もあった。ドイツでのバス旅行中に、現地のガイドから、「皆さんはこのようにハードな旅をして、日本に帰ってから何週間か休みを取るのでしょうね」と聞かれ、苦笑した場面もあった。10年上の先輩たちはモーレツ人間だったのである。

牧先生が67歳の若さで亡くなられてからは、私が後を継いでいる。

■がっかりしたトルコの絨毯

2006（平成18）年はトルコに旅行した。

旅の終わりごろに、衣類から宝石などまで取り揃えた大きな土産物店に案内された。家内は食堂に敷く絨毯を買いたいと言った。寸法を記したメモを取り出したところをみると、かねての心づもりで、大枚を叩く覚悟をしているようだった。トルコはペルシャ（イラン）と並んで絨毯製造の歴史の長い国である。たちまち運び込まれてきたものは、どれも華麗で美しかった。シルク製である。中でも草花が、洗練された配色で、繊細に織り込まれた一枚に惹かれた。価格はそれなりに半端ではない。

店の信用度はどうか?!

現地のガイドはトルコ人の青年で、旅行の間、誠実で明快な説明をしてくれた。この店も彼の案内である。店の応対に胡散なところは見当たらないし、永い付き合いの旅行社の添乗員も傍でニコニコしている。

自宅に送られてきた絨毯の裏には、製作地カイセリの住所等を記した布片が張ってあり、そこに私のサインと日付がある。サインは商品の差し替えのないことを保証するために店側が要請したものであった。

満足していたところへ、最近、私の家に食事に来ていた息子たちが、「絨毯が日焼けしている」と言い出した。やや機嫌を損じながら腰を上げてみると、確かに掃き出し窓に近い所から褪色が無残に進んでいる。部屋の奥側の部分と見比べて愕然とした。白茶けた小さな花々を見ながら、このように丹精を凝らした物を作るなら、それに見合うしっかりした染料を使えないものかと思った。

同じ条件の隣の部屋のカーペットは変色していない。指折りの親日国であるトルコのイメージが少なからず損なわれたのである。

■私病協会長　生野弘道先生［2006（平成12）年〜］

私の後、私病協会長を引き受けてくれた生野弘道先生は、温厚な勉強家で、大変雄弁である。平成12年以来会長を務め、私病協は一段と生彩を増したように感じる。彼は写真が趣味で、私が講演する機会には、彼の写真をスライドに借用させてもらうことがある。

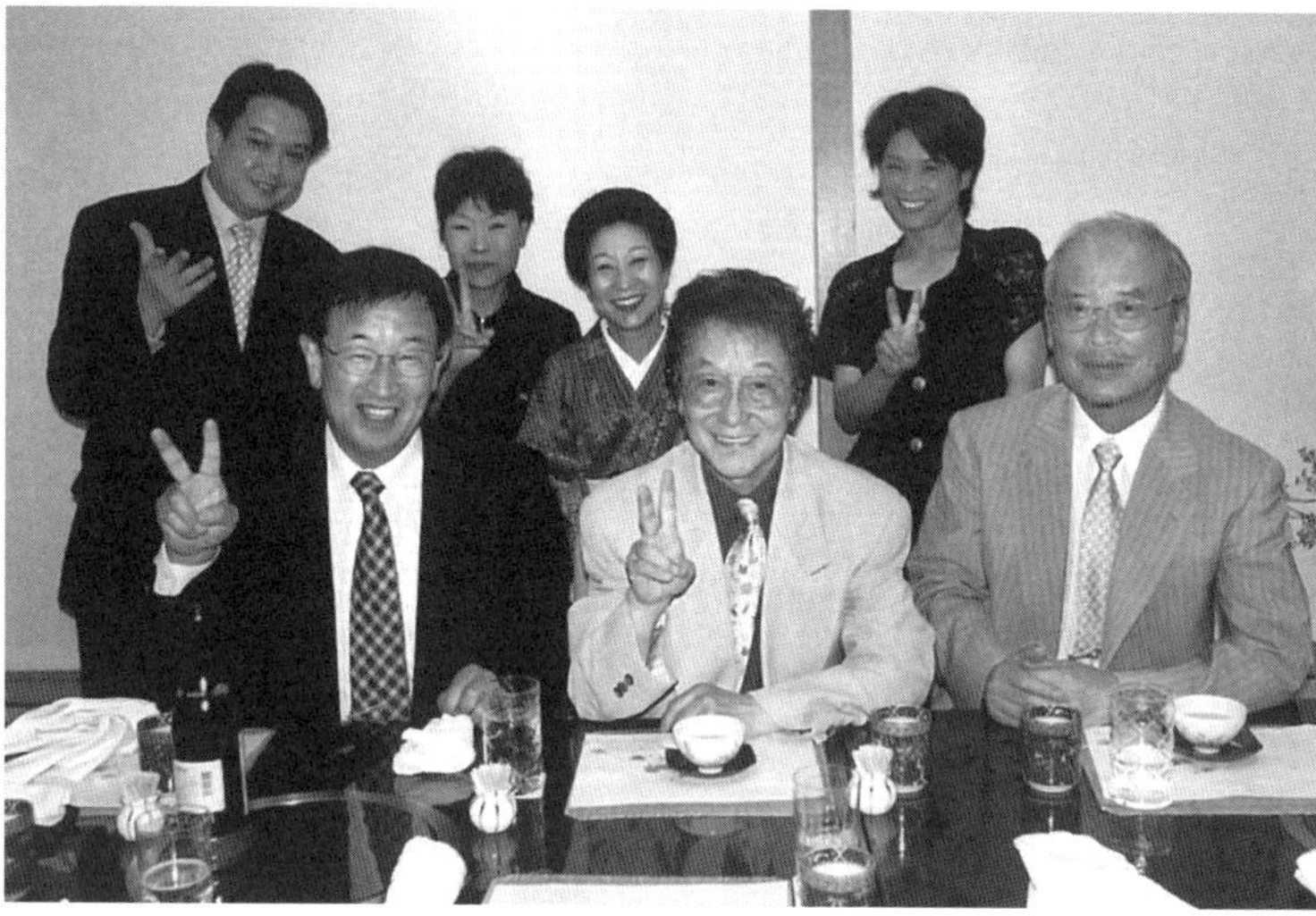

前列左から生野弘道先生、特別講演講師浜村淳氏、学会長を務めた私。2003（平成15）年第12回大阪病院学会打ち合わせ会にて

第30章　蔦蔭会

「蔦蔭会《ちょういんかい》」は、大まかに言えば、京都大学医学部外科系教室（外科、整形外科、脳外科、胸部外科、麻酔科、乳腺外科、心臓外科等）に関連する医師の大阪を中心とした近畿地方の集まりである。蔦蔭会の名は、外科系の研究室が蔦で覆われていたことに由来する。学外者の入会も歓迎している。現在の会員は１８３名、総会を年1回開いている。発足は１９５３（昭和28）年11月14日で、会場は大阪の料亭「新播半」だった。

私は１９７９（昭和54）年に入会し、１９８４（昭和59）年に事務局を故本出眞三先生（昭和28年卒）から引き継ぎを受け、以後、２００６（平成18）年まで23年間担当した。現佐藤病院院長の河合泰博医師（平成1年卒）が入会した時は、その若々しい容姿に出席者から軽いざわめきが起きたのを覚えている。

この間、蔦蔭会に二つのビッグイベントがあった。

1.日本外科学会評議員選挙［1988（昭和63）年度］

表題の選挙について、当時、蔦蔭会の長老の故杉本雄三先生（昭和15年卒）が独力で頑張り、18区（大阪市内）で当選しておられた。しかし、年々日本外科学会員が増えるにつれて有権者数も増え、その結果、固定票しか持たない杉本先生は徐々に不利になり、1966（昭和41）年度の選挙に落選された。

「京大系の連中はまとまりが悪い！」との杉本先生のお叱りを受け、私たちも奮起し蔦蔭会としてこの選挙に取り組むことになった。蔦蔭会が組織的な運動をするのはそれまでなかったので、まず全会員に、蔦蔭会がこの選挙に関与することの是非についてアンケートを行った。アンケートの結果、109の回答があり、「大賛成」等の積極的な意見が多く、反対はなかった。

この結果を得て、蔦蔭会世話人会は必勝体制を取ることになった。大阪赤十字病院の大谷博先生（昭和28年卒）を説得して、候補者になっていただいたところ、急に19区（大阪府下・和歌山）の武内敦郎大阪医科大学教授（昭和26年卒）からも応援してほしいとの申し出があった。お断りするわけにもゆかず、未経験の選挙戦が思いもかけぬ二正面作戦になった。

当選確実の票数は

有権者数×前回投票率÷（定員数＋1）とした。

18区（大阪市内）の有権者数は1193人、19区（大阪府下・和歌山）の有権者数は1251人、当選確実票数は、それぞれ82票、78票と算出された。

票読みは、『呉竹』という小料理屋の2階に、世話人10名ばかりが昼過ぎから集まり、全員が有権者名簿を一人ひとり当たり、知人等をマークしていったのである。3000人余についてチェックしてゆくので、この作業は夜の8時9時に及び、大変骨が折れた。チェックした有権者に対しては、世話人が分担して投票を依頼した。

選挙結果は18区で109票を得て大谷先生がトップ、19区で武内先生が3位で当選した。ちなみに最下位当選者の得票はそれぞれ18区70票、19区66票だった。その後の選挙も、19区で久山健先生（昭和26年卒）、里村紀作先生（昭和28年卒）から応援の依頼があり、蔦蔭会の能力を超えるものと困惑したが、和歌山医大外科教授の谷村弘先生（昭和35年卒）から大量の票を回していただき、良い結果を得た。選挙戦は一時熾烈を極めたものの、幸い全勝した。

選挙結果を省みると、票読みと得票数との間にほとんど差がなく、蔦蔭会関係の先生方の信義の厚さに感動を覚えたものである。

近年は立候補者も定員内となり、選挙は行われていないようである。現在、18区の評議員は滝吉郎先生（昭和51年卒　関西電力病院）である。

2．京大第二外科「生体部分肝移植」に対する陣中見舞い［1990（平成2）年］

1990（平成2）年6月、京大第二外科は国内2例目の生体部分肝移植を行った。蔦蔭会ではこの壮挙に祝意を表したいと考え、一口1万円で募金を行ったところ、86人の会員から283万5千円を寄せていただいた。5000円という端数があるのは、「平口でも良いから募金に応じたい」という方がおられたからである。ありがたかった。秋に——巨人・近鉄の日本シリー

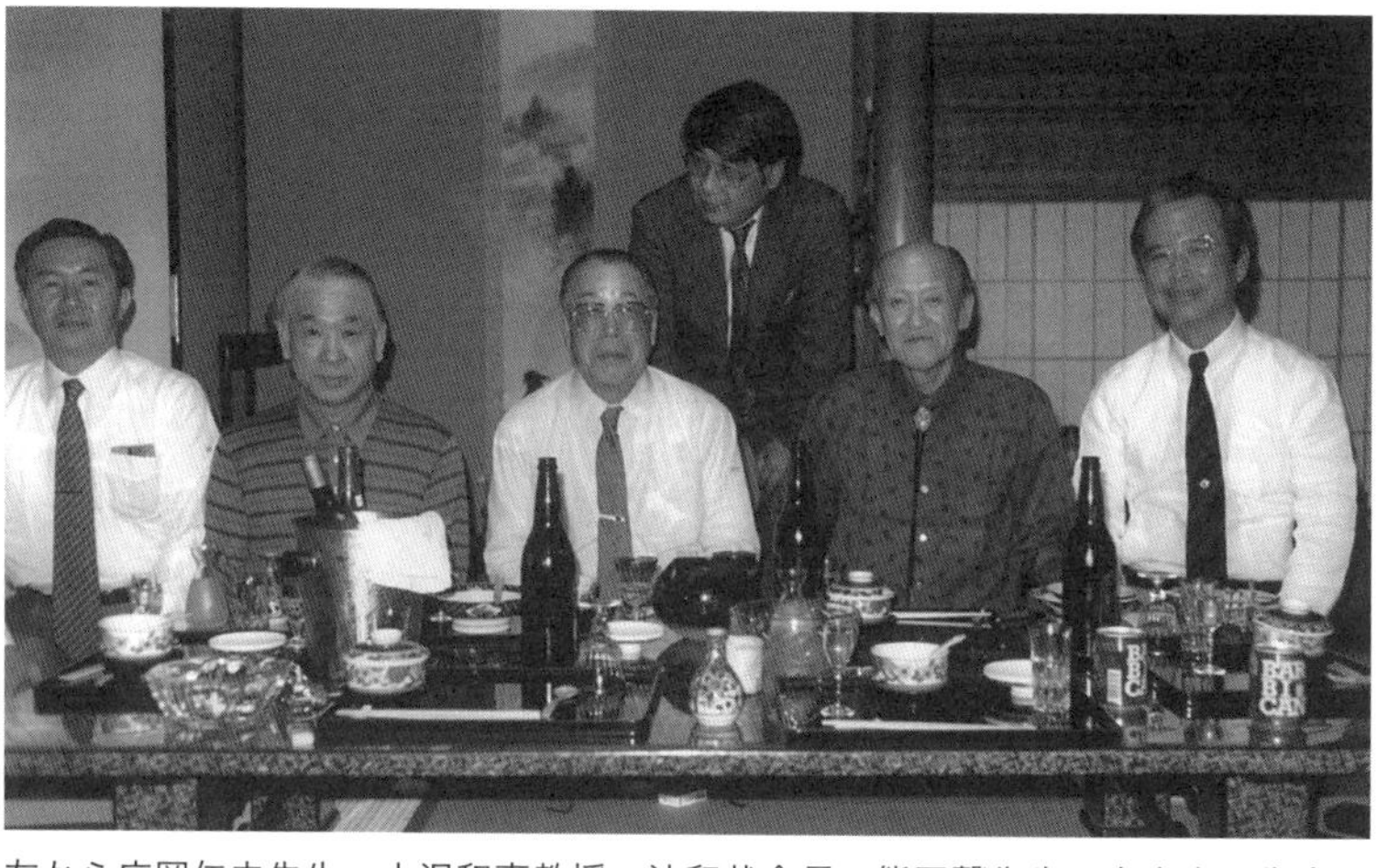
左から広岡仁夫先生、小沢和恵教授、辻和哉会長、熊田馨先生、本出真三先生、私

ズが行われていた——会長の辻和哉先生（昭和25年卒）と一緒に寄付金を届けに第二外科学教室へ出向いたところ、教室員の皆さんがビールパーティを用意して迎えて下さった。

脳外科出身の小沢和恵教授（昭和31年卒）が、「これで私も京大外科の一員になれたと実感する」と言われたのが、強く印象に残っている。

■事務局交代［2007（平成19）年］

2007（平成19）年の蔦蔭会の二次会で、世話人の一人が、「そろそろ事務局を交代したらどうか」と言ってくれた。私も蔦蔭会に新しい風を入れなければと思っていた矢先だったので大賛成だった。後任は早速関西電力病院の滝吉郎先生（昭和51年卒）にやや強引にお願いした。この時ことを急いだあまり、会長の津本洋一先生（昭和33年卒）に事前に相談しなかったのは不覚だった。津本先生も会長辞任を申し出られたのである。後任会長として私が強く推されたが、私は手続きを誤ったと反省していたので固くお断りした。

事務局は5年ほどでまた佐藤病院に舞い戻り、現在は河合泰博院長が務めている。

第31章　病院等の継承

医療法人『美盛会』設立［2008（平成8）年］

倒産した医療法人を2006（平成18）年にグループ化し、介護老人保健施設を継承していたが、2008（平成20）年、美盛会《びせいかい》に名称変更した。

関西医科大学から附属男山病院を継承［2009年（平成21）年］

関西医科大学は、病院運営を本院中心にする方針で、附属男山病院（214床）を手放すとの意向が伝えられた。男山病院は私の病院から3㎞ほどのところにあり、私の病院は満床が続き、手狭になっていたので、思い切って譲り受けることにした。この病院は1974（昭和49）年の開設だが、綺麗に使われていた。

しかし、いざこの病院で診療してみると、耐震性やアメニティを始め、さまざまな欠陥が目についた。やむを得ず、当初は思ってもいなかった建て替えを決意した。「佐藤は貧乏くじを引いた、佐藤はこれで潰れる」と言う人もいたようだった。一般病床127床、回復期リハ病床47床、緩和ケア病床25床、計199床とした。199床に縮小したのは外来の診療報酬が有利になるからであった。それほど私自身、先行きを心配したのである。幸いこの病院は黒字が続いている。

男山病院に緩和ケア病棟設置

男山病院の建て替えに際し、緩和ケア病棟25床を設置した。同病棟開設にあたっては、高槻赤十字病院で緩和ケア病棟を立ち上げ、斯界の権威の一人である人見滋樹京都大学名誉教授（昭和36年卒）を訪ねて、教示を乞うた。その足で男山病院に案内し、週1回指導していただくことになった。

また、京都大学医学部外科学教室を退官した山岡義生京都大学名誉教授（昭和40年卒）を2016（平成28）年に男山病院名誉院長に迎えた。山岡先生も緩和ケアに熱心で、男山病院で週2回、みのやま病院（後述）で週1回、それぞれ緩和ケア外来を担当していた

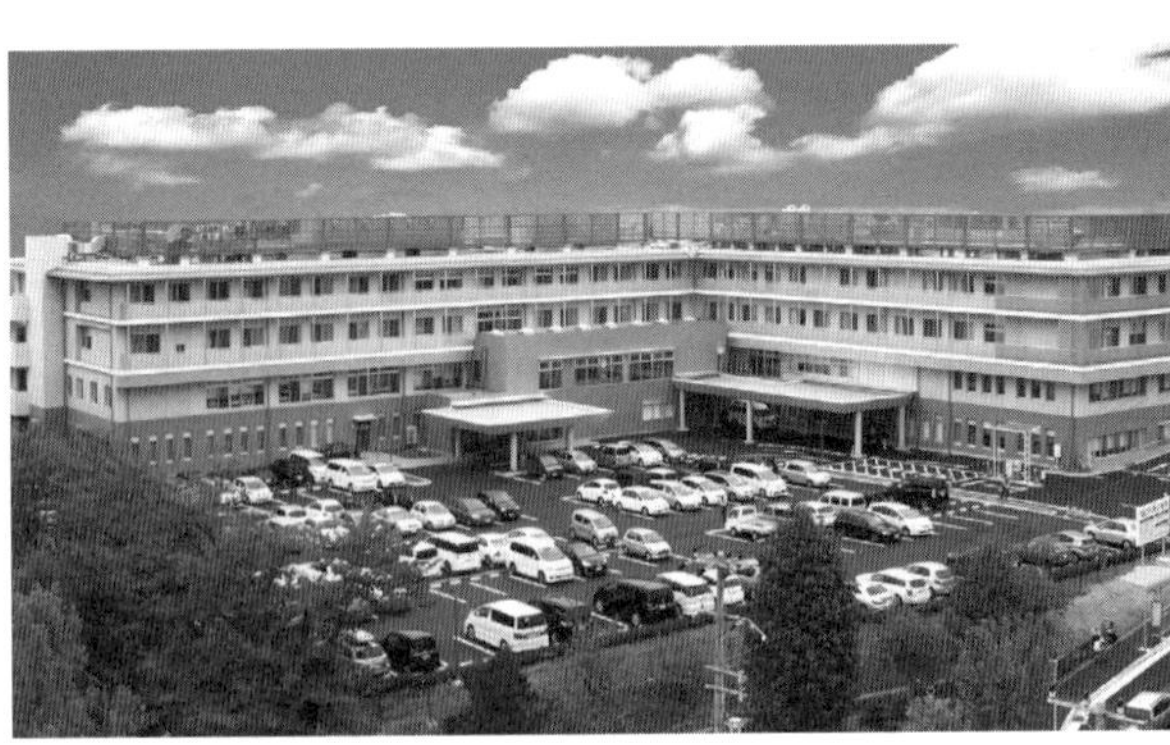

建て替え後の男山病院

だいている。
他に緩和ケアの常勤医が2人勤務している。

■みのやま病院継承——ささやかなV字回復［2015（平成27）年］

日本病院会雑誌　平成28年度特集号銷夏随筆

昨年（平成27年）8月に、恥ずかしながら医療の現場に復帰した。2014（平成26）年に開設されたばかりの病院が、1年も経たないうちに、増える一方の赤字で行き詰まり、私どもに経営の引き継ぎを求めてきたのがきっかけである。

50床の在宅療養支援病院は、病院経営の名だたる腕利きたちがさまざまな指導や提案をしたかいもなく、成績は悪化するばかりだった。私どもが関与する直前の7月の経常利益はマイナス2100万円、人件費率94・4％、病床利用率58％、外来は一日平均36人である。

経営を引き受けたのは、この病院が近くにあることや、経営者が、ある事情でしばらく疎遠になっていたものの、かつて私どもの病院に常勤医として永年勤務していたという縁《えにし》による。

ほどなく、取引先の地方銀行から、本部役員を含む幹部数人が緊張した面持ちで来院した。「破産寸前で少なからぬ負債を抱える病院をなぜ継承したのか、デューデリジェンス（資産調査）は行ったのか」と、近年の銀行とのつきあいではついぞ出会ったことのない、上から目線を感じさせる詰問調だった。同銀行では私の法人が最大の顧客なので、「軽挙は困る」との趣旨であるらしかった。

経営引き継ぎのために、まず院長を送り込む必要があったが、やはりなり手はない。長女の内科医師佐藤美和子に依頼したところ、「私は立場上、断れないのでは」と言ってくれた。苦労を院長に丸投げにするわけにゆかないので、私も週に1日この病院に出向くことにした。それに私は現場主義だ。経営立て直しについて、私にとってもっとも手っ取り早い手段は、現場から改善点を見出すことである。

手始めに入院患者全員の回診にとり組んだ。私は外科医だったので、多様な病態をもつ慢性疾患患者の診療は得手ではない。しかし、温度表、看護記録、諸検査などカルテを端

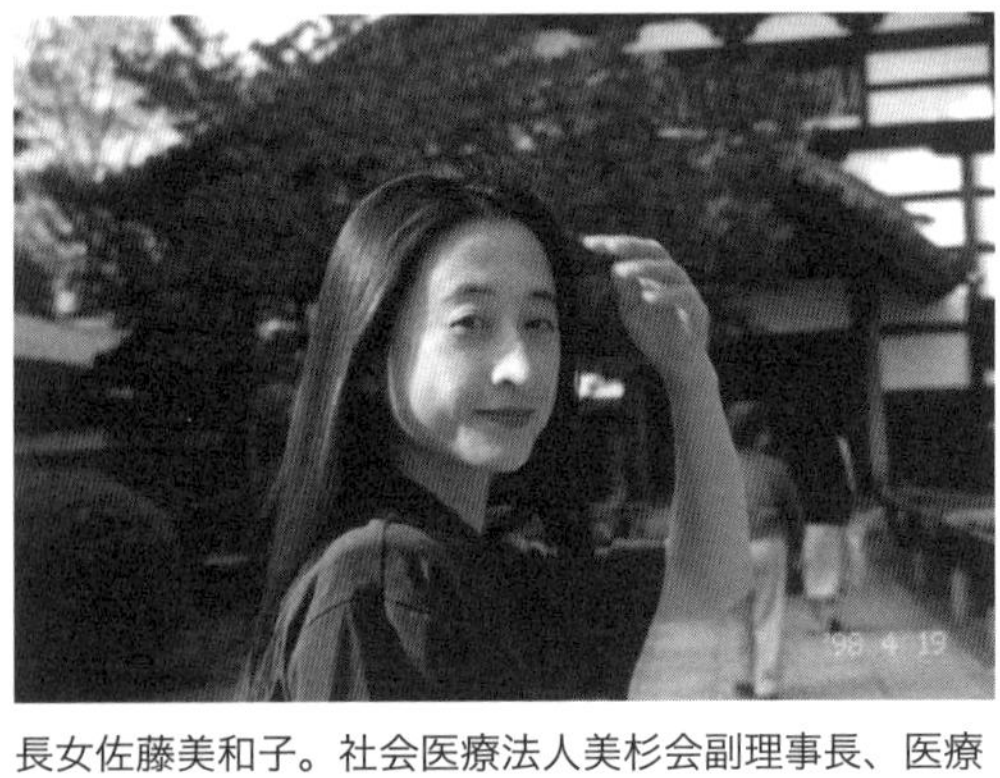

長女佐藤美和子。社会医療法人美杉会副理事長、医療法人美盛会理事長、みのやま病院長

から端まで読み込めば、患者像の大方は掴むことが出来る。

意外だったのは、職員たちに落ち込んでいる気配はなく、総じてのほほんとしていることだった。給料やボーナスが出た上で仕事が少なければ、病院が倒れかかっていても痛痒を感じないのが人情かもしれない。

報・連・相の不足、検査データ整理の不備、診療上の問題点など目に付くもの全てについて、当事者を呼んで直ちに改善を指示した。反応は予想どおり鈍かったので、何回か注意しても改善がない場合は、容赦なく叱責して職場の体質転換を図った。これまでに常勤医師2名、薬剤師1名、看護師10名が退職したが、過剰人員が減るのを内心で歓迎した。

外来はなかなか増えなかったけれども、入院は法人内の施設や近隣の病院から需要があり、12月に満床になると単月ながら黒字に転換した。赤字脱出は数年先になると覚悟していたので思いがけないV字回復だった。

■ケアハウスを継承［2017（平成29）年］

佐藤病院からそう遠くないところに、ある法人が運営する「ケアハウス」があった。本部が神戸にあり、遠方のため経営のコントロールが難しいとのことで、私どもに継承の打診があった。ケアハウス（軽費老人ホームC型）は、60歳以上の人が個室で食事や洗濯など日常生活の補助を受けることができる施設である。市の補助があるため入居費が安く人気がある。このホームも満室で、入居待機者が18人いる。

第32章　日本病院会［2004（平成16）年］

■日本病院会常任理事［2004〜2010（平成16〜22）年］

日本病院会の副会長をしておられた大道學先生の推薦で、日本病院会の常任理事に加えられた。理事会では大阪府私立病院協会理事に就任した際と同様の緊張感を覚えた。周りは日本全国の著名な公私病院のトップの人達であった。

■日本病院会副会長［2005〜2010（平成17〜22）年］

大道學先生が退任された後、副会長に推された。日本には四つの大きな病院団体がある。最大の団体が日本病院会で、他は、全日本病院協会、日本医療法人協会、日本精神科病院協会である。これらの団体は四病院団体協議会（四病協）を結成して、各団体の役員が出席して定期的に会合を開いていた。

各団体は新年会を個別に行っていた。私も役柄上、新年会には欠かさず出席していたが、厚労省の幹部や国会議員等もその都度必ず参加するのである。私はこれを大変な不効率と見た。そこで、四病院団体が合同で新年会を行ったらどうか、と四病協の会長・副会長会議で提案したが、数年間は各団体の意見が異なりまとまらなかった。しかし、私は不効率の是正は必要と考えていたので、主張を繰り返し、ある年から四病協合同の新年会が実現した。合同新年会が開催されてみると、多人数の参加によって、会はとても盛大になったようにみえたし、関係の方々の負担も大幅に減ったのではないかと思う。

２０１０（平成22）年に会長が、山本修三先生から堺常雄先生に代わったのを機会に、副会長と常任理事を辞任し、副会長に大道道大先生、常任理事に生野弘道先生を後任に推した。

■ＥＰＡ（経済連携協定）に基づく外国人看護師の受け入れ［２００９（平成21）年］

２００９（平成21）年にＥＰＡに基づく外国人の看護師・介護士候補者の受け入れが始まった。チャレンジ好きな佐藤病院の看護師たちは、早速インドネシアから3人の看護師候補者を受け入れた。彼女らは故国でそれぞれ看護大学や看護学校を卒業していた。これらの候補者は、3年間で看護師の国家試験に合格しなければならず、不合格の場合は、直ちに帰国する規定になっていた。私は3人の日本語の言語能力をみて、3年間での合格はとても難しいと考えた。厚労省のヒアリングに呼ばれた際も、その旨を伝え、「看護師国家試験の漢字に、せめてルビを振るなどの工夫をしたらどうか」と提案したが、一顧もされなかった。

当院では、看護師が毎日2時間日本語等を教え、買い物に付き添い、週1回インドネシア語のできる日本人に講義をしてもらっていた。給料は規定によって日本人看護助手と同等額である。それでも合格には程遠いものがあった。今考えればこの制度の発足は無理が多く、かなり怪し気なものだったと思う。

日本病院会では、記者会見を開き、山本修三会長と私が実情について説明した。私の病院には読売新聞社からの取材があった。果たして3年後、看護師試験に合格した者は全国でわずかに3人であった。

私の病院の3人は、パソコンや電気器具類をいっぱい買い込んで帰国した。

第33章　放射線治療開始　［2013（平成25）年〜］

2014（平成26）年に社会医療法人化の目途がついたので、早手回しに事業税免税分を放射線治療に充てることにした。アメリカの諺《ことわざ》にいわく、「大きな鉄砲を持ったらすぐ撃て」である。大阪の病院協会で親交のあった小川嘉誉《よしたか》先生（大阪大学昭和36年卒、元大阪府病院協会会長）がすでに放射線治療を始めておられたので、先生に教えを乞い、当時最新鋭の『ノバリスTx』を設置した。私どもの病院の外科医はがん治療に熱心だったので、手術と化学療法に放射線治療を加え、がん治療の三本柱を揃えたかったのである。放

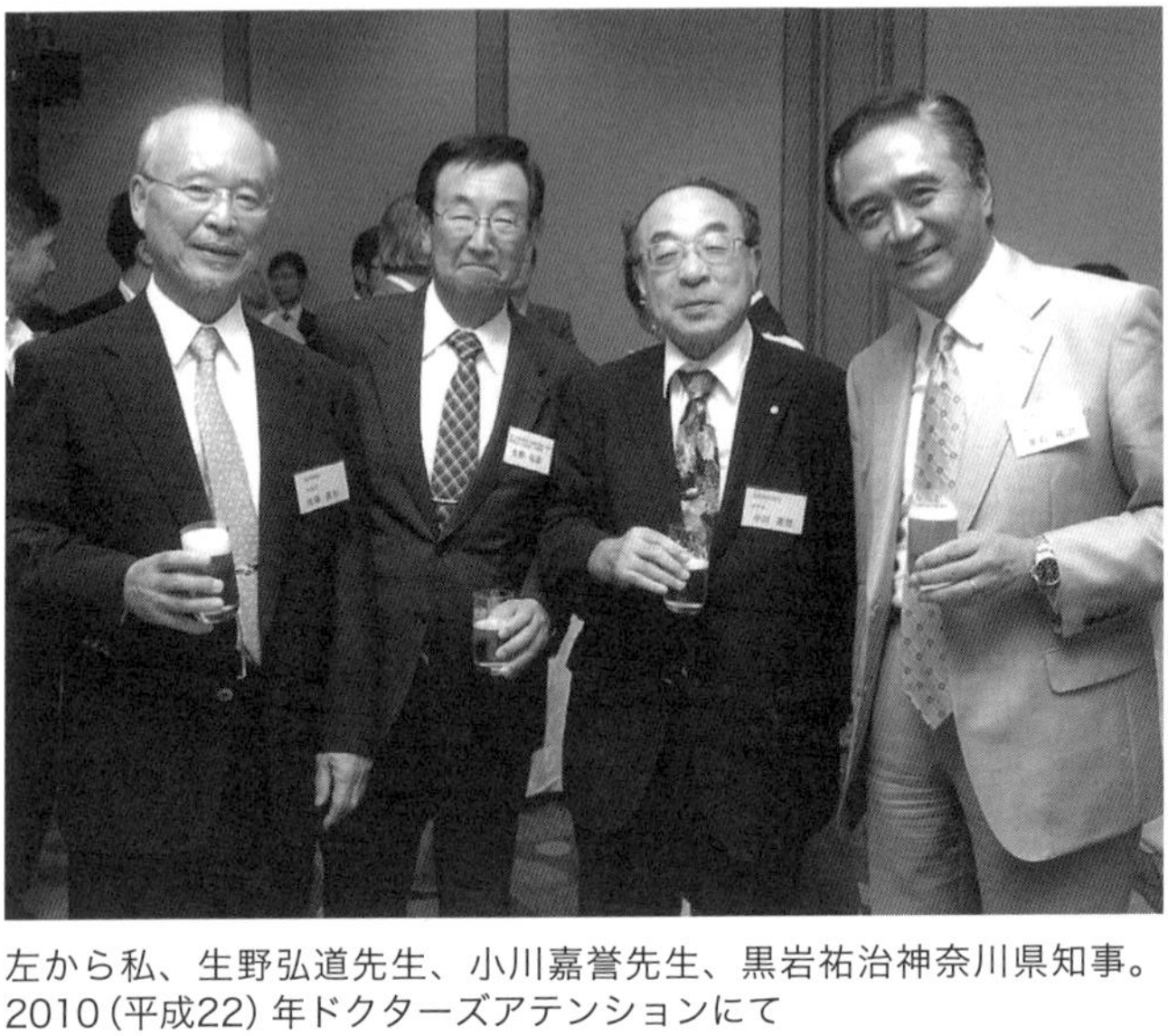

左から私、生野弘道先生、小川嘉誉先生、黒岩祐治神奈川県知事。
2010（平成22）年ドクターズアテンションにて

射線治療の開始に当たっては、京都大学放射線治療科の溝脇尚志教授（平成元年卒、当時助教授）に指導を仰いだ。

佐藤病院 大阪府がん診療拠点病院認定［2015（平成27）年］

調べてみると、大阪府がん診療拠点病院の条件を満たしていたので申請した。佐藤病院が120床の小病院であるのを懸念したが、大阪府の医療審議会は異議なく認定してくれた。佐藤病院は2002（平成14）年の建て替え以降の赤字をようやく脱出したところだったが、放射線治療装置の設置以後、再び大幅な赤字に陥った。

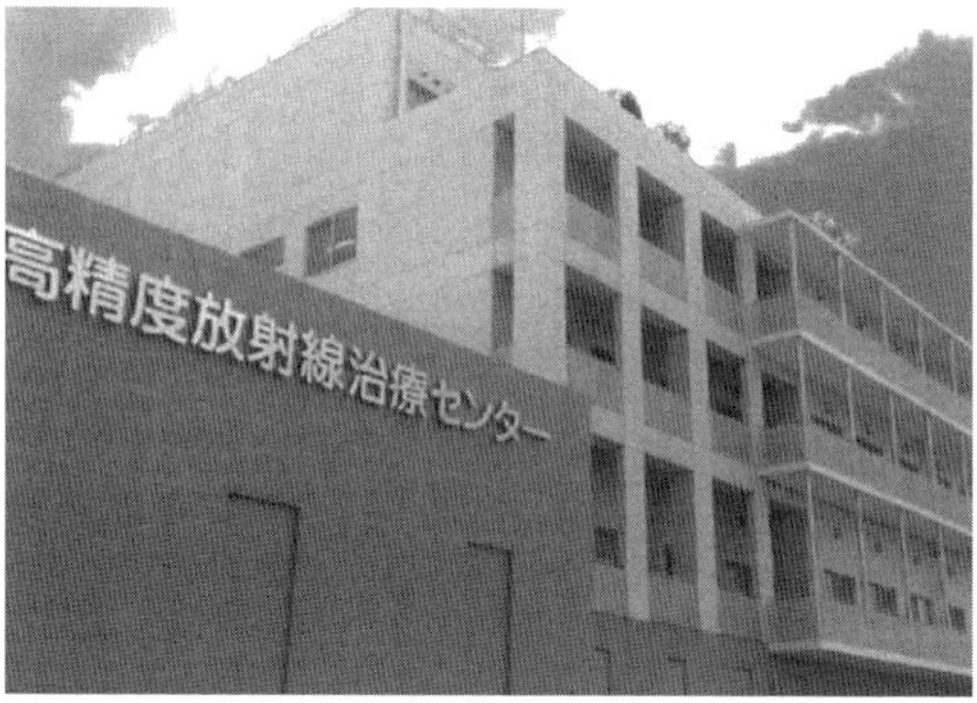

佐藤病院に設置した「高精度放射線治療センター」

第34章　病院長に恵まれた

■壷井和彦院長［昭和53年卒　佐藤病院院長2003～2009（平成15～21）年、男山病院院長2009～2010（平成21～22）年］

壷井和彦医師は外科の非常勤医として手伝ってくれていたが、2003（平成15）年から常勤医となり、院長になってもらった。それまで外科の常勤医がなく、手術のたびに同級生の水上智夫君を煩わせていたので、大変助かった。

ある時、私の透析診療所でB型肝炎の感染があった。早速枚方市保健所に報告したが、どこから聞きつけたのか、新聞社から電話取材があった。新聞社は私どもに管理上の大きな不手際があったと決めてかかるような対応であった。しかし、壷井院長は実情を子細に調べ上げ、事故は些細な不注意による偶発的なものであったことを説明し、保

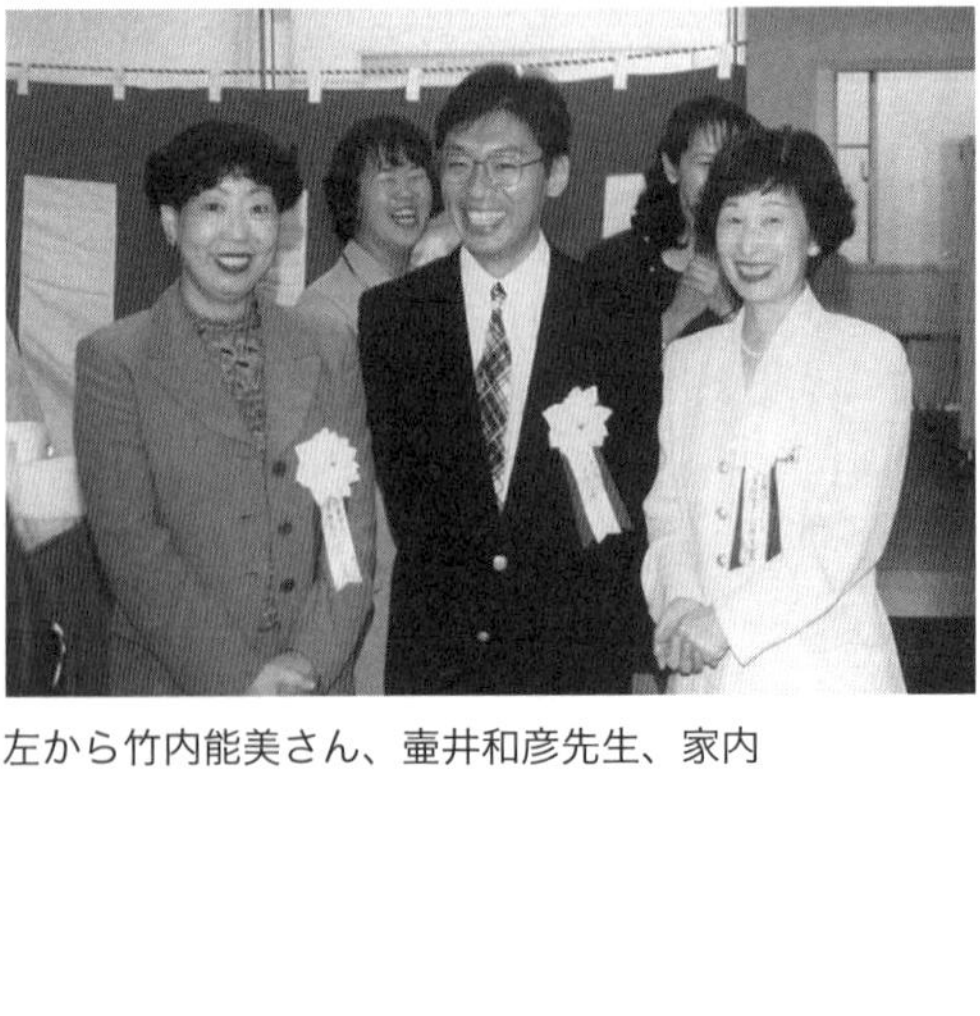

左から竹内能美さん、壷井和彦先生、家内

健所、新聞社双方の理解を得た。

　壷井医師は男山病院継承時に院長として赴任し、病院継承時の困難を引き受けてもらったが、病を得て退職した。2017（平成29）年から男山病院の消化器内科部長に復帰している。

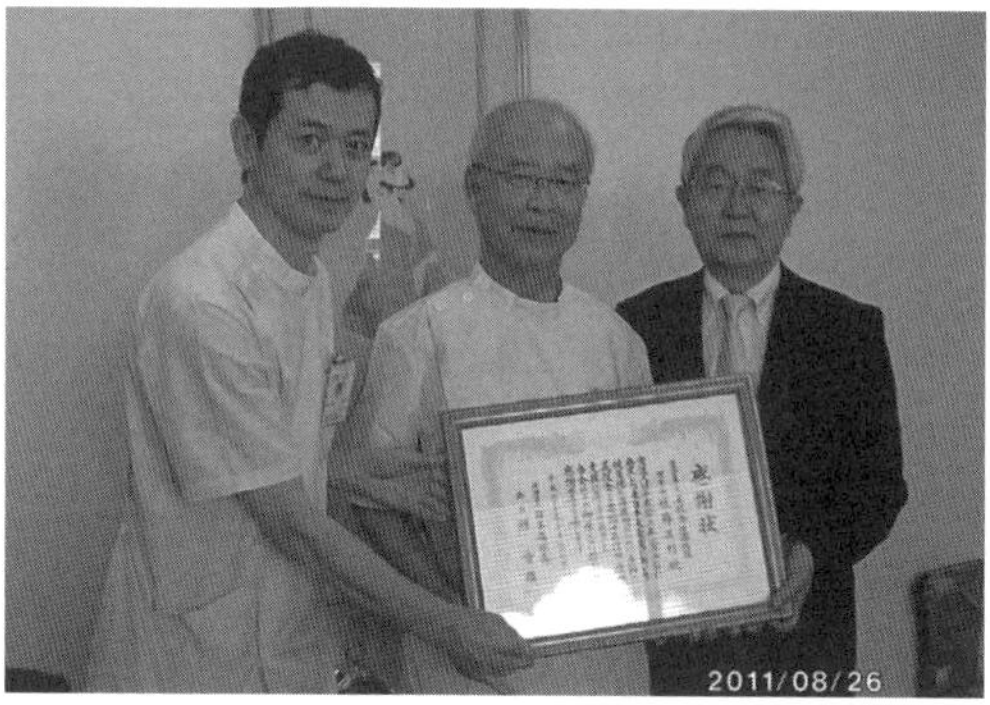

左から河合泰博院長、私、堺常雄日本病院会会長。日本病院会から東日本大震災寄付金感謝状を受領

■河合泰博　佐藤病院院長

［平成元年卒　院長2009（平成21）年〜］

　河合泰博院長は、大学院生時代に佐藤病院でバイトしたことがあり、大学院卒業後は、大阪北野病院に勤務していた。彼は東大工学部に現役で合格し、一時、大手の電器会社に勤めた経歴の持ち主である。腹腔鏡手術が得意で、職員の教育にも骨身を惜しまず、夜中の緊急手術にも駆けつける八面六臂の活躍をしてくれている。彼は大柄だが、私は彼の口唇をそれとなく観察している。私は体力切れするとしば

しば口角炎を起こしていたからである。

■荒木雅人　男山病院院長

［昭和63年大阪医大卒　院長2010（平成22）年4月〜］

荒木雅人院長も大学院時代のバイトから佐藤病院の常勤になった人である。学生時代にはゴルフが得意で、結婚式には当時のトッププロが大勢参加していて驚いたものである。私は主賓の法務大臣等を歴任した奥野誠亮氏と同じテーブルだった。大阪医大から整形外科の常勤を得たことは大変ありがたかった。壷井院長の後、男山病院をしっかりまとめてくれている。

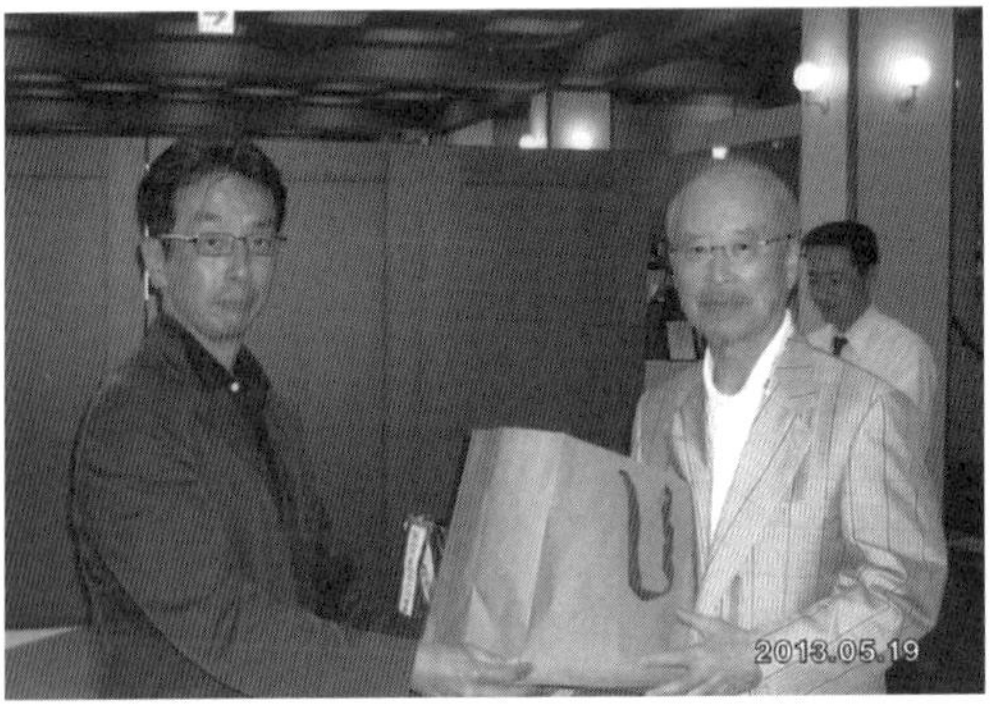

荒木雅人院長（左）と私。美杉会ゴルフコンペ表彰式

第35章　枚方市医師会理事［1994～2004（平成6～16）年］

■救急委員会委員長

1994（平成6）年に枚方市医師会の理事になると、救急委員長に任ぜられた。

■阪神・淡路大震災

1995（平成7）年に犠牲者6434人を出した阪神・淡路大震災が発生した。1月17日の明け方に強烈な振動で突然飛び起こされた。大阪府私立病院協会では、大道學会長の号令で救援隊が組織され、私は第一陣となって看護師・事務員らと救急車で現地に向かい、東灘高校の保健室に寝袋で泊まり込み、避難所での診療や往診などを行った。被災者の人々が落ち着いておられたのが印象に残った。

■枚方市の救急病院等にMCA無線設置

震災後、大災害対策に向けていくつかのシンポジウムが開かれたが、いずれも第一に強

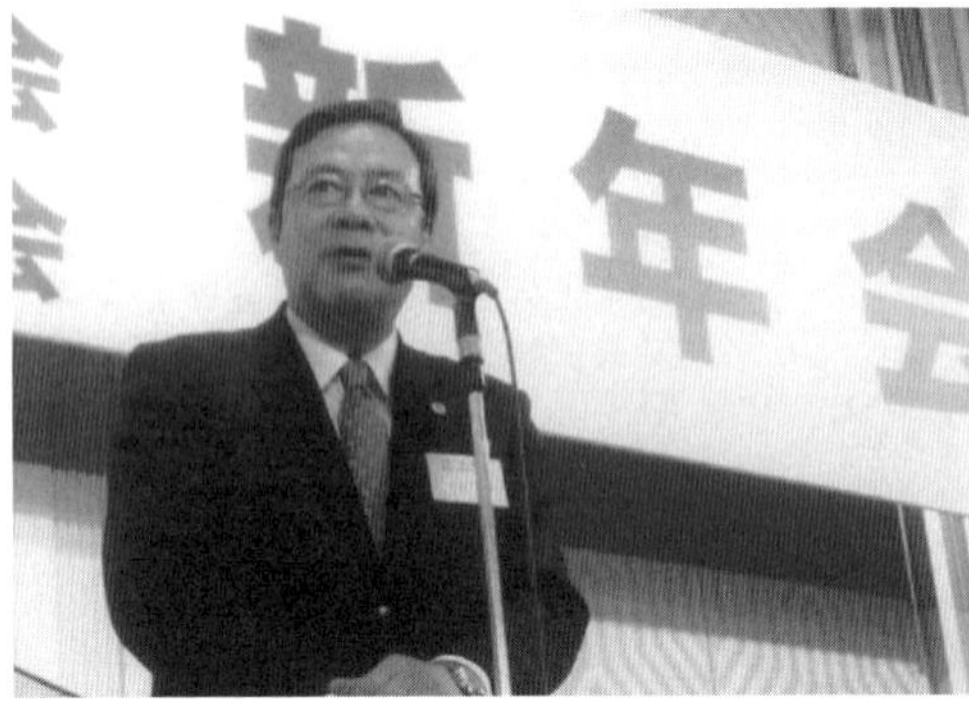
中司宏枚方市長（当時）

調されたのが、どのような場合でも確実に機能する通信手段を備えることだった。通信手段が壊滅して情報交換ができなかったために、負傷者の診療や救援物資の配分などに齟齬を来たしたのである。その条件を満たす通信手段は防災無線と同じ機能を持つＭＣＡ無線である。中司宏市長（当時）が議長を務める枚方市防災会議で、ＭＣＡ無線を枚方市内の全救急病院17、医師会、市役所、枚方寝屋川消防組合消防本部指令室に設置することを提案し、認められた。機器を設置しても、日常的に使用していなければいざという時に機能しない。それで、救急病院の情報について、消防本部が従来は電話で確認していたのに代えて、ＭＣＡ無線を使うことにした。毎日16時になると、事務室の一角から各病院のＭＣＡ無線による情報交換が聞こえてくる。

■枚方市医師会と大手給食会社が大災害時における給食について協定

某大手給食会社と大災害時に24時間に限り、枚方市内の各病院に配食する協定を結んだ。また、枚方市内の病院が大災害時に互いに給食について援助し合う協定も作成した。

■枚方市医師会代議員会議長［2004〜2005（平成16〜17）年］

2004（平成16）年に枚方市医師会代議員会議長に推されたが、代議員会と日本病院会常任理事会のある日が重なるため、2005（平成17）年に辞退した。

第36章　大阪府病院厚生年金基金

■大阪府病院年金会館建設［1996（平成8）年］

大阪府の二つの病院協会――大阪府病院協会と大阪府私立病院協会――は、私が役員になった頃は貸しビルで理事会等を開いていた。独自の会館を持ちたいとの願望が、大道學先生や故人になられた岸口繁、中野博光、牧安孝、田中治先生など幹部役員の間で語られていた。バブルが崩壊して地価が下がったのを機会に、大病協会長と大阪府病院厚生年金基金理事長を兼ねておられた岸口先生が中心になり、現在の病院年金会館が建設された。当時は基金にかなりの剰余金があった。私も年金会館建設委員の一人として、地下室の拡張、トイレの開放的な構造、自動水栓の採用、イスの選択などについて発言した。ある長老の役員が、「床の間付きの和室を造って茶や花の稽古に使ったらどうか」と言ったので、私が、「和室は将来使用される見込みはない……」と言いかけたところ、周囲から抑えられた。立派な和室が作られたが、これまで使われたと聞いたことはない。

■基金理事長に就任［2012（平成24）年～］

厚生年金基金の目的は、政府管掌の厚生年金保険に上乗せして、より高水準の老齢年金給付を行い、従業員の老後の生活の安定と福祉の向上を図るものである。掛金は事業主だけが払い、従業員の負担はない。私どもの基金の設立病院等は114、加入者数は2万7000人［2018（平成30）年推計］である。

基金の理事長は、岸口先生の後、田中治先生を経て、辻尚司先生が2004（平成16）年から2012（平成24）年まで8年間も務めておられたが、ご高齢になり、私を後任に指名された。私は病院関係の役職をほとんど退任して一息ついたところであり、基金の仕組みも複雑に見えたので懸命に辞退したが、押し切られてしまった。

当時の基金には二つの問題があった。最大のものは2008（平成20）年のリーマンショックの余波を受けて、116億円余の積立て不足金（いわゆる赤字）があったことだ。もう一つは基金職員の給与規定があいまいで、基金代議員会から厳しい指摘を受けていた。

これらの難局に当たるには、私一人の力では覚束ない。無理を頼んでいるのは重々承知の上で、元大阪府病院協会会長の小川嘉誉先生（P203ページ前掲）に副理事長をお願いした。新任の森和茂常務理事も有能だった。

積立て不足金を解消するには、「掛金率を上げる」「給付率を下げる」等の方法がある。病院経営が苦境に立つ情況で、掛金率を上げるのは現実的でないので、他の基金より高かった給付率を下げ、他基金並みにすることにした。給付率を下げるのは辛かったが、説明会を開くなどして理解を求め、納得していただいた。

２０１２（平成24）年、第二次安倍晋三内閣の発足と軌を一にするように、景気は目に見えて良くなり、基金の成績にも如実に反映された。年金の制度改革の効果と相まって、２０１２（平成24）年には積立て不足金が解消し、２０１５（平成27）年に剰余金が82億円になった。そこで、２０１８（平成30）年に剰余金の一部7億円と年金会計から3億円、計10億円を給付に加えた。

しかしながら、政府の年金基金に対する将来見通しは厳しく、基金の存続が困難と考えられる規制を次々に強めてくる。したがって止むを得ず、国の厚生年金の保険料の一部を基金に移して代行運用していたものを返上し（代行返上）、２０１８（平成30）年3月1日から「大阪府病院企業年金基金」に改組して発足した。「代行返上」による掛金や給付に特段の変更はない。

給与規定については、理事長に就任したその年の内に明確にすると宣言し、実行した。

第37章　地域包括ケアシステム

■近年になり唱えられ始めた「地域包括ケアシステム」※

急速に進む日本の高齢化社会に対して、現在、国が掲げている「地域包括ケアシステム」は、医療、介護、介護予防、住まい及び生活支援を包括的に提供するネットワークである。団塊の世代が75歳以上になる２０２５年を目途に実現を目指している。

私が地域の求めに応じる形で、40年間にわたって行ってきた医療、介護等の事業は、どうやら時代の流れに沿ったもののようである。率直に言えば「地域包括ケアシステム」が、比較的近年［２０１６（平成28）年，厚生労働白書］になって大きく唱えられ始めたのを、むしろ意外に思うのである。

※「地域包括ケアシステム」という名称は、２００６（平成18）年の医療・介護同時改定の際に導入された

■地域の急性期病院の役割

地域包括ケアシステムに不可欠なものは、緊急の傷病に対応できる地域の急性期病院で

ある。ところが現在、中央社会保険医療協議会の「医療経済実態調査」や独立行政法人福祉医療機構の大規模な調査では、急性期病院は総じて赤字である。高度化する医療に対応するために、急性期病院は設備と人に多額な投資を必要とするが、診療報酬がそれらに見合っていないのである。

システム運営の中心である筈の地域の中小の急性期病院が崩壊すれば、地域包括ケアは機能不全に陥るのではないか。急性期病院が成り立つように診療報酬等での配慮がほしいものである。

第38章　超高齢化社会の到来について

日本の将来をもっとも脅かしているものは超高齢化社会の到来である。日本が老人国家になって活力を失ってしまうことが懸念されているのだ。そしてその原因は少子化に他ならない。

日本の少子化についてフランスの人口学者で文化人類学者のエマニュエル・トッドは、著書『世界の未来 ― 私たちはどこへ行くのか』［2018（平成30）年，朝日新書］で次のように述べている。

「日本では完全ということについての理念があって、それが様々な驚くべき成果につながってきた。東京という大都市は、周辺も合わせ3000万人が住みながら綺麗で清潔。ゴミなどほとんど散らかっていない。けれども、命とか命を生み出すものは、無秩序、だらしなさ、ルーズさなのである。今、日本に必要なのは、もっと社会の秩序を緩くして、子供をつくる。お行儀が悪くなることを良しとしなければならない。フランスでは子供の多数が婚外子である。若い人たちは深く考えずに子供をつくることができる。なぜなら国家が保育所を用意し、社会もそれを当然のことと考えるからである」

確かにフランスは、近年の先進国の中では異例とも言える高出生率を示し、人口は1950（昭和25）年の4883万人から2009（平成21）年には6245万人に5割増えた。「社会全体で子供を支える」「子を持つ家族が不利益を被らないようにする」というフランス社会の取り組みの成果とされている。2007（平成19）年、フランスの婚外出生比率は50・5％、日本は2・03％である。家族関係社会支出は、2005（平成17）年に対GDP比でフランス3・02％、日本は先進国中で最低の0・81％に過ぎない。

少子化問題解決について、全く新しい視点を示され、考えさせられた。

■物忘れ外来開始――中村重信医師（昭和38年卒）

中村重信君は同級生で、京大の入学式では全学を代表して入学宣誓書を読み上げた秀才である。しかし、温和で親しみやすい性格で、私が開業後まもなく医療トラブルに遭った際は、患家まで同行し、患者家族を説得してくれたことがあった。

老年学が専攻で、山のような業績集があり、広島大学医学部教授を定年退職した。2018（平成30）年から、佐藤病院で週2回「物忘れ外来」を担当してくれている。

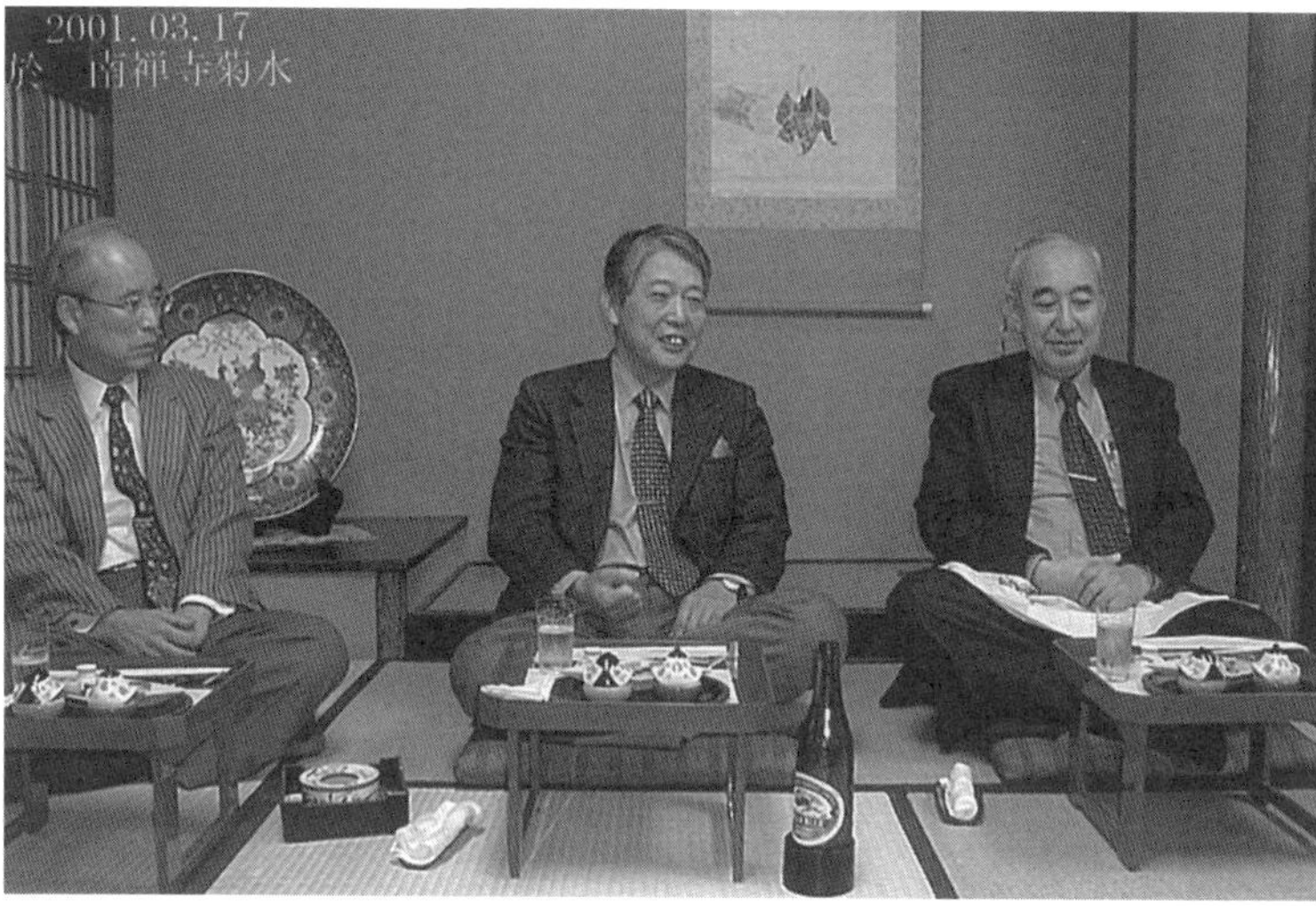

左から私、故伊藤和彦君、中村重信君。同窓会にて[2001（平成13）年 南禅寺「菊水」]

第39章　医業経営などについて私に影響を与えた書物

■プルタール英雄伝12巻（岩波文庫）

英雄の人並外れた叡智、勇気などに感銘を受けた。多くの英雄たちが最後は非業の死を遂げたり、悲運に見舞われたりするのを知った。

■ファーブル昆虫記10巻

ファーブルの精緻な観察力と昆虫たちの生き方の精妙さに驚きを禁じ得なかった。自然界の有り様、ひいては自分たちの生き方について啓示を受けたように感じた。狩りバチがイモムシに注入して生きたまま不動にしておく毒物を不思議に思い、京大に入学早々に理学部生物学教室へ行って尋ねたところ、単なる蟻酸ＨＣＯＯＨ類であろうと教えてくれた。

■海の男　フォーンブロワーシリーズ11巻（ハヤカワ文庫）

18世紀末から19世紀前半にかけて活躍し、士官候補生から元帥にまで昇進するイギリス海軍士官の物語である。イギリス海軍の英雄として名高いホレーショ・ネルソンを彷彿させる勇気・機知・忍耐等の場面が綴られている。昼間の激戦の後、夕食に出すオマール海老の調理法についてコックに聞かれ、何とか答える場面もあった。オマール海老は船底に活かしてあったのである。リーダーは激務の中でも、細かなことに対応しなければならないのだ。

■坂の上の雲　司馬遼太郎　４巻

日本陸海軍の作戦・戦闘・結果とその毀誉褒貶など、司馬氏の文章が歯切れよく、分かりやすいこともあって、重要場面は暗記するほど繰り返し読んだ。

第40章　今後の美杉会グループの運営について

変えるところは基本的にない――苦しくても急性期機能は維持する

美杉会グループの運営方針を大きく変えたくないと考えている。地域密着型産業としての機能を全うするために、急性期機能を保ちながら包括的に介護や在宅等の分野にも注力する。これは全国で、数で80％、病床数で56％を占める民間病院の主要な役割であるとも思う。そのためには各事業所が情報を遅延なく共有し、判断と行動を素早く行うことが肝要である。職員の適材適所の流動的な配置も大切だ。

美杉会では、これらを達成するために、公正で明確な賃金管理システムとオープンな会議システムを実践していく。

私の願い――美杉会グループの理念が実現、発展するために

私の法人の職員が、笑顔で明るく働ける職場であり続ける

私ができるだけ透明性を保つ努力を続ける

若い人たちへ、“Do your best !!”

美杉会グループの願い

私たちは

患者さんの苦痛を

すみやかに和らげることに努めます

・

利用者さんが心豊かで安心した生活を

送れるよう支援します

・

常に向上への志を持ちます

・

医療・保健・介護を包括的に行い

地域社会へ貢献します

■■随筆など

□鮎の宿□

日本病院会雑誌　平成21年度特集号銷夏随筆

この数年、鮎の季節に訪れる宿がある。

京都から小一時間、安曇川《あどがわ》に沿った鯖街道を北上すると人里離れた朽木村《くつきむら》の山中に着く。鯖街道は往時、京と日本海をつなぐ幹線道路で、若狭名産のサバを塩漬けにして、人の背で京へ運んだところからこの名がある。現在は国道367号線という。

朽木村には比良山の登山口があり、すぐ横に周囲の風景に馴染んだ佇まいの料亭がある。もと登山客の旅館が改装されたものと聞く。料亭の軒先には清流が細く流れ、小さな水車が回っている。

部屋へ通されてお茶を出されたところで気分が寛ぐ。風呂場はゆったりした桧造りで、浴槽の縁一杯に湯が張られている。もったいないと思いながら贅沢に湯を溢れさせ、しばらく現実を忘れる。

料理が出る部屋は広く格式を感じさせる日本間である。前面に庭園が開き、池の中は、料理に使われる鯉がひしめくように泳いでいる。まず、京都風の洗練された前菜、鯉の洗い、熊の身入りのすっぽん鍋などを味わう。熊は香ばしい匂いがあり、思いがけず美味である。お目当ての鮎の塩焼きは笹の葉を敷き詰めた大皿に盛られて登場する。琵琶湖から遡上して目の前の安曇川で釣られたものという。酒は斜めに切った青竹に入れて、キンキンに冷やされている。鮎は頃合いを見計らい、その後2回運ばれる。さすがに満足する。

仕上げは鮎の炊き込みご飯である。和服がすらりと似合う若い女将が熱々の小さな釜の中で鮎をほぐし、おこげも混ぜましょうか、と聞きながら笑顔で給仕してくれる。

鮎に堪能し、酒が程よく回ったところで山の静けさに包まれて眠る。翌朝はゆっくりと宿を出る。

昨年は8月に琵琶湖の北岸を回って伊吹山に向かった。伊吹山は標高1377mながら麓から眺めるとなかなかの威容を示す。17㎞のドライブウェイの終点から頂上までは40分かけて歩く。その途中は、全山が高山植物の色とりどりの花におおわれて見事だ。山頂に着いても歩いてきたのでやはり暑い。いささか閉口したものの、かき氷を掬いながら近江平野の景観を満喫した。

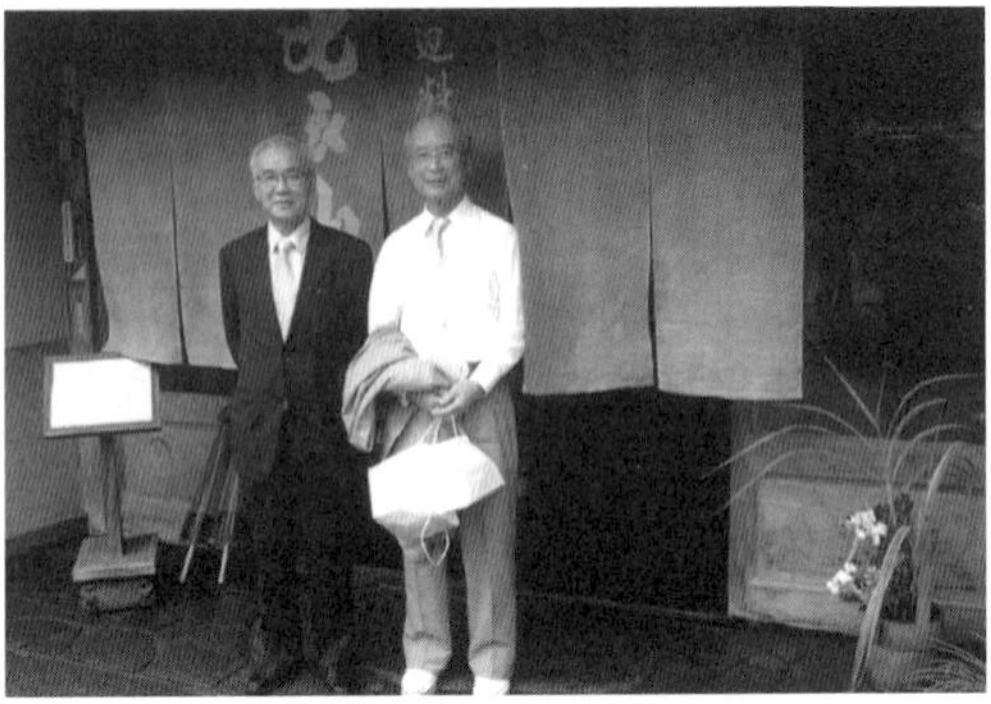

〝鮎の宿〟にて、山本修三日本病院会会長（左）と私

山を下りると関ヶ原の古戦場に出る。意外に狭い。新幹線から眺めていた時は、東京寄りに隣接する不破郡の小盆地を古戦場と思い込んでいた。

湖畔のホテルで夕食をとり、黄昏の中を名神高速道路で帰路に着いた。

秋には、〝鮎の宿〟に、京都で開かれた全国介護老人保健施設大会に来賓で出席された山本修三会長を案内させていただいた。

□東京の宿□

日本病院会雑誌　平成22年度特集号銷夏随筆

私が日本病院会の副会長の時期に、東京の宿泊で利用する機会が多かったのは、客室からの景観が良い上、宿泊料がリーズナブルなホテルだった。ホテルの窓の外は、左半分を皇居の森と堀がゆったりと占め、その背景には視界一杯に高層ビルが林立し、国会議事堂や東京タワーも見えた。窓が大きく、足許まで開いているので、眺めが引き立つのである。

この景色は晴れた日の朝が一際鮮やかで、夜も、天候や季節に関わりなく魅力があった。

夜景に惹かれ、就寝前のひと時、カーテンを開け放って、部屋の照明を消し、窓際に座る。往復の新幹線でも活躍のノイズキャンセリング・ヘッドホンでモーツァルトやベートーヴェンを聴きながら、ウイスキーの水割りを手にする時、まずは快く一日が終わるのを感じた。窓枠はボトルやグラスを置くのに恰好の高さである。電気を消していても、外の明かりが部屋の闇を和らげるので不都合はない。

堀端の道路は前方で丁字路になっていて、車の流れが絶えず行き交い、歩道をランニングしている人、自転車の人なども見かける。タウンライトですみれ色を帯びた空を、航空機が光を点滅させながら時々横切ってゆく。一方、黒々した皇居の森と、街の灯を水面に映した堀はどこまでも静かだ。

大都会の光の海と一体になった景観は、グラスが空になり、音楽がひと区切りするまで見飽きることがなかった。気がつけば、月や星が中天を左から右へ移動している。

超一流のホテルでも、眺めが貧弱では鼻をつままれたような気分になるし、たとえ周りの景色が良くても、窓のレイアウトがまずいと十分な視界が得られず、面白くない。

このホテルの部屋はやや手狭である。しかし宿泊料を考えれば不満はいえぬ。レストランのメニューも手頃な価格で、朝食のたっぷりしたアメリカンが1000円なのは驚きである。ただイスが、人間工学を尊重した造りになっていないため、落ち着かない座り心地だったのが惜しまれる。

フロントの応対やその他のサービスも難がない。読書燈が暗いので電気スタンドを頼んだら、次の宿泊にちゃんと用意してあるのは嬉しい。

最近、部屋の冷蔵庫が空になっていたので問い合わせると、採算がとれないので冷蔵庫のサービスを廃めたとのこと、ウイスキーは自販機のハイボールを利用してもらいたいと言う。病院も経営が厳しい折柄、いささか身につまされる話である。ハイボールとは旧知に出会った思いだが、口当たりは意外に良かった。
日本病院会まで早足で10分、朝食後の運動に誂え向きで、気分よく歩いていた。

□ 2本のサルスベリ □

日本病院会雑誌　平成24年度特集号銷夏随筆

私の家の庭にはサルスベリの木が2本あり、1本は家の南側の居間の正面に、他の1本は家の西側にある。

サルスベリを選んだのは、百日紅という別名の通りに長い間咲き続ける花を楽しむためであった。居間の正面に植えたのは、木の影が夏の暑さを幾分か遮り和らげることも期待したのである。冬は落葉するので日光の取入れに問題はない。「木を居間の正面に据えるのはいかがなものか」と言う友人もいたが、庭師は私の案に賛成した。

このサルスベリは勢いが良く、5月に芽吹くと新しい枝をどんどん伸ばし、7月中旬から開花を始め、10月末までピンク色の花で木全体を飾る。落花で木の下は一時期ピンク色の円形に染まる。

サルスベリが芽吹き始めると、毎年決まってヒヨドリが、生えたばかりの瑞々しい枝を10本ほど切り落とす。いたずらはいつも2、3日で止みそれ以後の乱暴はない。これは決まって毎年繰り返される。ヒヨドリがなぜこのような行動をするのか不思議だが、新鮮な樹液が目当てなのかとも思う。

ある日、庭に、落巣したと思われる小鳥のヒナが見つかった。トリカゴを急いで買ってきてヒナを入れ、サルスベリにかけて置いたところ、親鳥と思しきヒヨドリが健気に餌を運んで来る。微笑ましい光景に心を和ませたのも束の間だった。その夜半、庭で異様な唸り声が聞こえ、翌朝、カゴの中を覗くとヒナは消え、小さな羽毛が散っていた。手口から犯人はイタチのようだった。夜にイタチが庭の照明の中を恐れ気もなく横切ってゆくのを見かける機会もあるのである。

西側のサルスベリは、元は私の病院の駐車場の入り口にあった。日当たりは申し分なく良いのに、土が悪いのか、排ガスのせいか、花はおろか、枝もさっぱり伸びず、焼け木杭のように惨めな姿だった。「いつか良い場所に移してやる」とは、私がこのサルスベリと暗黙のうちに交わした約束である。24年前に家を建てた際、庭に移植したところ、息を吹き返したようにたちまち枝葉が茂り、花もにぎやかに咲いた。食堂の窓から眺めて満足だった。

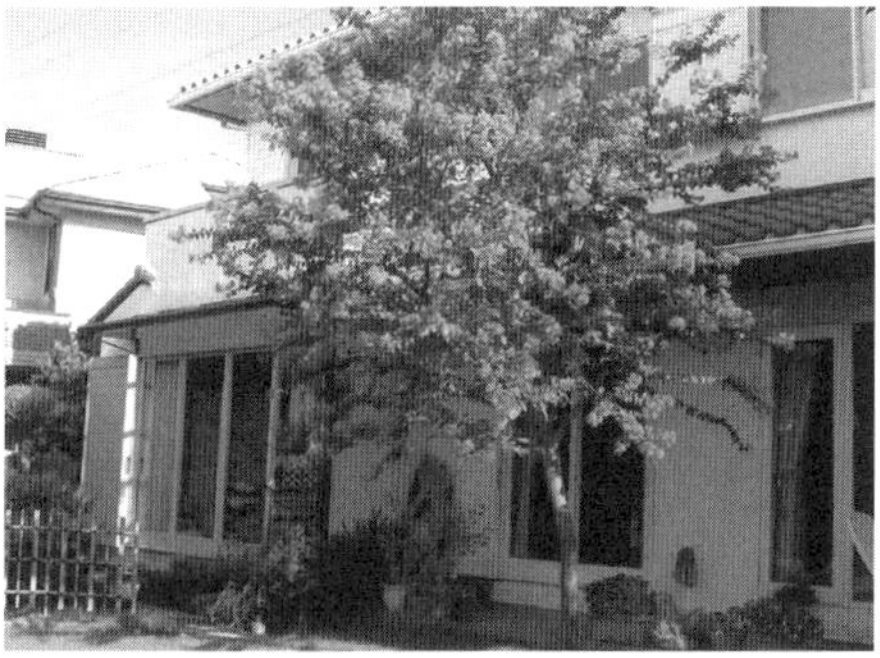

「居間の正面に植えるのはいかがなものか」と友人が気遣ったサルスベリ

□長生きしたネコ□

日本病院会雑誌　平成26年度特集号銷夏随筆

私の家のネコが22年間生きたと聞くと大方の人は驚く。ネコの寿命は、飼いネコでもせいぜい18歳くらいまでらしい。このネコは当時中学生だった次男が、日曜の朝玄関へ新聞を取りに行った際に抱え込んできた。生まれて間もない茶色の子ネコで、彼によれば、雨がそぼ降る前夜からひと晩中ミャーミャー鳴いていたという。

その頃、私どもは病院の3階に住んでいたので、ネコを飼うなどは思いもよらないことだった。叱りつけようと朝寝のベッドを飛び出したものの、子ネコの邪気のない愛らしい眼を見てしまうと、口先まで出かかった、「捨ててこい」という言葉は呑み込まざるを得なかった。物置の一角にやむなく設けたネコトイレの世話は、子供たちがすると固く誓ったが、程なく家内の役目になった。

小柄で大人しい性質のネコが、突然あられもない大きな唸り声を夜昼なく立て始めたのは、半年くらい経った頃であった。〝サカリ〟である。自然の呼び声には応えさせてやりたいので、戸外に出そうとしたところ、思いがけず必死に抵抗して部屋から出ようとしない。後年の行動を振り返ると外界を怖がったとは考えにくいので、病院の3階という住居の構造から、一旦外に出れば戻れないと本能的に察知したためではなかったかと、推測している。

〝サカリ〟は2、3カ月毎に繰り返される。しばらくは我慢したけれど、日ごろ敬遠して近寄らない私を寝室までつけ回した挙句、切羽詰まったような声をあげて背中に飛びかかる事態になったのを機会に、卵巣切除を獣医さんに依頼した。

昭和63年に病院を増床した折に、病院の3階から転居を余儀なくされ、新居を構えた。ネコ部屋はキッチンに隣接する物置にしつらえ、外壁にネコ用の開口を設けた。この戸口はとても有効で、ネコはストレスなく自由に庭に出入りできるし、こちらは寝床と水・食糧（ネコ缶）を用意しておけばよく、手間要らずだった。身体も華奢で、臆病なほど用心深く、それまで外に出たことのないネコが、新しい環境に直ぐに慣れた。2m程の塀に軽々と飛び上って得意気に歩き回ったのは意外で、安心もし、いささか喜ばしくもあった。

ネコは大変なグルメである。食事をしていると、物置の戸をこじ開けてテーブルの下に座り込み、食べ物をねだる。私どもが時に首をかしげながら食べているやや鮮度の落ちた魚などには見向きもしない。エビ、カニは特に好物で、目の色を変えて催促の手を伸ばす。

そのため私どものイスの肘掛けはボロボロになっている。

ネコの表情や仕草には可愛気がある。身体もいつも自分で舐めてきれいにしているので臭いも汚れもない。こちらはつい家族の一員であるかのように思い込むが、ネコの行動は断然自立している。「ミー」と名前を呼んでも、大抵は、尻尾を軽く振るか、知らん顔である。少し強い地震があると、転げんばかりの全速力で戸外に逃げ、2、3日は帰ってこない。そのような時、私どもは呆気にとられ、裏切られたような気分を軽く味わうのであった。

「ミー」も中年期のメタボを過ぎると徐々に痩せ衰え、ある朝、自分の寝床でひっそりと死んでいた。亡骸を庭に埋める時、首輪を一旦外したが、この首輪をしてやった時の嬉しそうにしていた様子を思い出し、はめ直した。

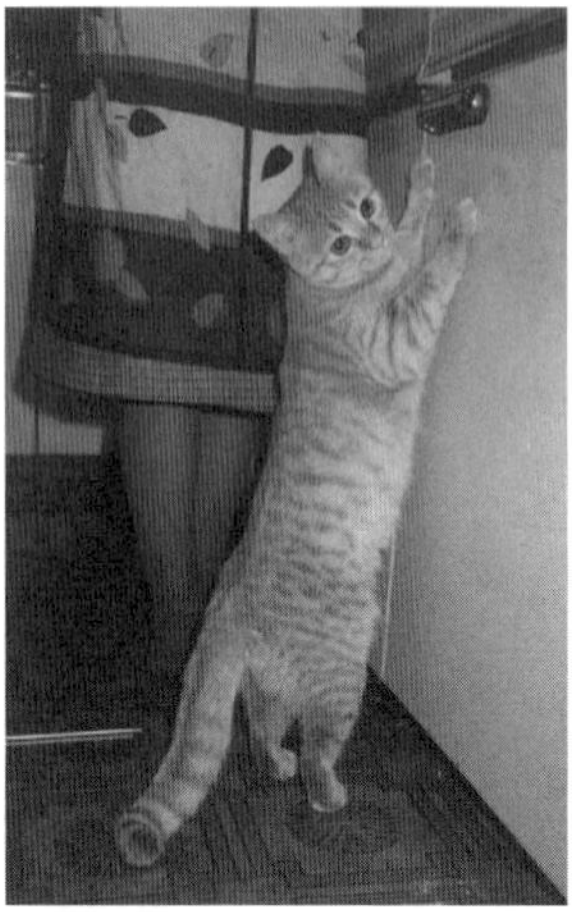

キッチンで家内におねだりしている「ミー」

墓の上に植えた桔梗は、毎年秋になると小さな紫色の花をつける。

□ゴルフ——牧安孝先生に勧められて□

ゴルフは牧病院時代に牧安孝先生に勧められて始めた。牧先生は、「お前、開業するならゴルフぐらいしといた方がええでぇ」と言ってくれたのである。

当時はたまに打ち放しに行く程度だったが、開業後の1982（昭和57）年に「城陽カントリークラブ」に入会してから、かなり前向きに取り組んだ。なにしろ、競技の成績がボードに貼り出されるのである。ハンディキャップは10まで進んだところで、加齢とともに後退し、現在は18・9である。若い時は飛ばす方だったと思うが、最近は当時目に入らなかったバンカーに敬意を表してその横を狙ったりしている。

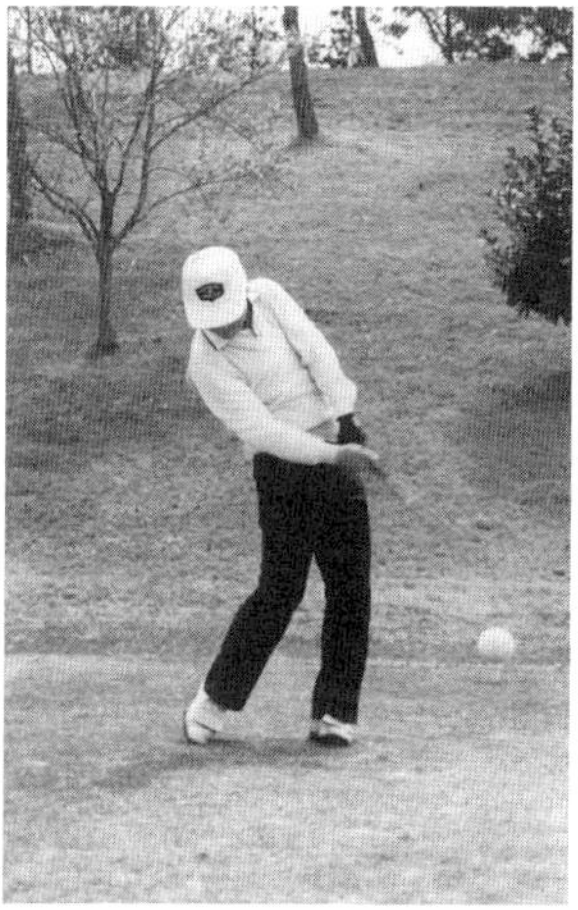

本庶佑教授とのゴルフ

2018（平成30）年、ノーベル賞を受賞した本庶佑京都大学名誉教授（昭和41年卒）とは、2回ほどゴルフをしたことがある。先生は長身で、ドライバーがよく飛び、攻撃的なゴルフをされた。上手だったので、「先生のように斯界の先端をゆく研究をしている方が、ゴルフをする余裕がよくありますね」と尋ねたところ、私の記憶では、「前教授の早石修先生が、『ゴルフもできない人は、研究もろくにできない人だ』と言っておられた」と答えられた。

体重のコントロール

体重は年齢とともに増え気味になる。

前述のように、京都大学入学時は60kg、168㎝、大学で空手の選手だった時は65kgがベスト、卒業時には空手とやや遠ざかっていたため68kg（171㎝）、卒業して三度三度家内の料理を食べるようになって72kg、開業で忙しくなると体重にかまける余裕がなくなり、78kgになっていた。さすがに鏡に映る我が姿に愕然としていたところに、広岡先生の奥様に、「先生、最近太られましたね」とやんわり言われ、体重のコントロールを決意した。

開業当時の激務を考えると、体重を急激に減らして、体調不良を来たすわけにゆかない。そこで、1年に1kgずつ減らし、10年で10kg減らして卒業時の体重に戻す計画を立てた。方法は単純である。夕食後、毎晩入浴前に体重を計り、体重の増減をみるのである。増え気味なら食事をやや控え目にする。これだけの注意で、体重は10年目に目標の68kgに戻った。以後、この調子で体重コントロールを行っているが、土曜日は体重が基準よりかなり増える。土曜日はたいがい家に居て、ごろごろしているからである。週日は病院で色々動いているのが分かる。土曜日の分は日曜日のゴルフで回復する。

ズボンはウエストを拡げてもらっているが、30年前に作ったスーツを今でも着用している。仕立て屋さん泣かせである。

■■思い出と感謝

社会医療法人美杉会　常務理事　佐藤美也子

私たちが結婚したのは、新幹線が開通して東京オリンピックが開かれた年で、日本国中が明るい希望に満ちていた時でした。それから54年がたちました。

私は、気候も温暖で人柄も明るい静岡の地に生まれました。真面目な家族、親切な親戚の人たち、仲の良い多くの友人たちに囲まれ、恵まれた日々を送っておりました。しかし苦労知らず、世間知らずで、結婚後は反省する出来事もしばしばありました。

したがって、その後の人生がこのような展開になろうとは、友人を含め誰も想像していなかったと思います。特に開業してからは、思いがけないことばかりで、「〝大きな鳥〟の翼に乗って、振り落とされないよう懸命につかまって大空を飛んできた」と思っています。ただ時には、鳥の首の方向をちょっとだけ変えたりしたかもしれませんが。

夫はいつも前を見て未来を考えて歩んできたので、過去を振り返ることはあまりしない人でした。今回「自伝による美杉会グループのあゆみ」を読み、改めてその時々に起こったことの意味を知り、新鮮な感銘を受けています。

〈三豊総合病院〉

お座敷小唄「富士の高嶺に降る雪も、京都先斗町に降る雪も～」当時はやっていたマヒナスターズと松尾和子の唄です。最初の赴任地である四国豊浜の「三豊総合病院」では私たちのために観音寺の料亭で歓迎会をしてくれました。院内で「男芸者」と言われたレントゲン技師の方が歌って大騒ぎしました。

医師住宅は大変お粗末でしたが、長男が生まれてからは、少し広く清潔な家に移ることができました。また、大きく、騒がしいエンジン音をたてるタクシー上がりのディーゼルカーでドライブなどをして、大変楽しい日々でした。

豊浜を去る時、外科医長の小無田先生から、「京都に帰ったら安い土地付きの家を買うといいですよ」と教えていただきました。その1年後に、京都に360万円の家を購入しました。住宅ローンと実家からの借金でしたが、当時は日本の高度成長期にあたり、10年後に京都を去る時は1500万円で売却することができました。このお金が佐藤外科（現在佐藤医院）開設の頭金になりました。

〈石田の家〉

長女をお腹のなかに抱えたまま、高槻から淀川を越えて京都市伏見区石田に引っ越してきました。田畑を埋め立てた10軒ほどの建売住宅で、家の前は私道なので、子供を遊ばせるには安心でした。夫は大学の研究とアルバイトで忙しい日々を過ごしていましたが、ある日子供たちに文鳥のヒナを3羽買ってきました。3人に1羽ずつ自分の好きな名前を付けて世話をするようにとのことでした。子供たちのつけた愛称は、〝バードハヤブサ〟、〝ピーコ〟、〝オージロー〟でした。

それぞれに成長して手乗り文鳥になったのですが、子供たちが期待するほど長くは生きませんでした。夫は、子供たちに生きものに対する感性を得させるために、ヒナを与えてくれたのだと感じ、温かい気持ちになりました。

ある時、自宅の軒下に大きな蜂の巣ができました。あぶないので何とかしなければなりません。夫は、夜間蜂は活動できないから大丈夫だといって、丸ごと捕獲しました。あとはどうやって始末するのか心配していたのですが、可哀そうだからと数㎞離れた宇治の山の中に放しに行きました。この時も生き物に対する思いやりを感じ、医療に対するものに通じているのではないかと心に落ちるものがありました。

生き物といっても私は大の蛇嫌いで、蛇はこの石田の家の天井や押し入れに時々出没し悩まされました。夫は留守が多かったので、蛇の追放は近所の悪童たちに頼みました。

〈近所付き合いの楽しさ〉

京都では地蔵盆などもあり、町内の人たちと親しくお付き合いする機会が数多くありました。夏の夜には、毎晩のように子供たちは浴衣を着て、それぞれの家の前で花火をしたりして遊び、大人もご近所の家でギョーザを作ったりお酒を飲んだり、一緒にスキーや泳ぎにも行きました。またお向かいに住む大工さんに教えていただいて、家の階段に大きな棚ができた時は驚きました。そして枚方へのお別れパーティーでは、私は不覚にも泣き出してしまいました。

〈石田の暮らしで学んだこと〉

当初、私は慣れない土地で3人の子供を育てることに精一杯で、夫の大学での厳しい研究生活に十分な理解ができず、想像力が貧弱な場合があったと思います。気持ちが行き届かなかったことは、今でも大変申し訳なく、苦労知らずの自分であったと振り返っています。

子供をしっかり育てることは人生の大きなテーマです。こうあってほしい、ああなればよいと思うのは親心の常です。いじめ問題などもありましたが、京都での10年間は暖かい人情に包まれて人間形成に大きな影響があったと思います。

夫は上記のように子供達を大変愛情深く育てましたが、彼らが青年期に入ってからは非常に厳しく、その厳しさが現在の彼らを支えている大きな力となっていると思います。

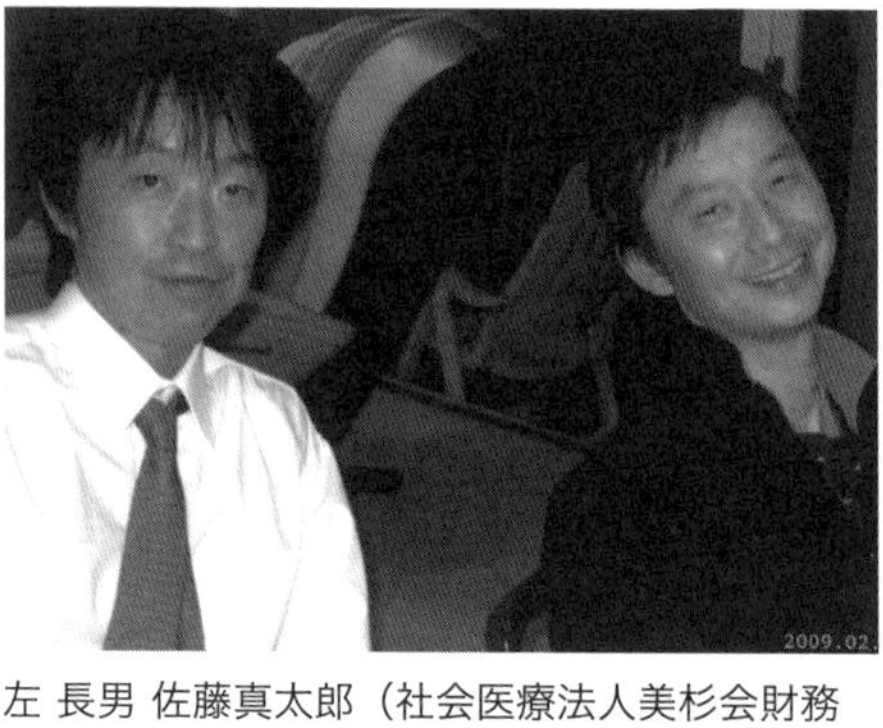

左 長男 佐藤真太郎（社会医療法人美杉会財務部長）、右 次男 佐藤善彦（同法人事務局長）

〈佐藤外科のころ〉

開業当初は、何が何だかわからないまま、ただ無我夢中で全力を出して目の前のことを処理するのに精一杯でした。夫が懸命に診療に打ち込んでいる間、私のできることは何でもやろうと思いました。薬局で調剤をし（私は薬剤師です）、売り上げの計算をして、お給料を出し、給食の献立を作り、調理員の休みの日には給食材料の買い物、調理、配膳、食器消毒まで一人でやっていた時期がありました。家族は「佐藤外科」の3階に住んでいました。

お陰様で、患者さんは順調に増えてゆきました。そのような頃に、枚方税務署から税務調査がありました。私たちは訳も分からない中で、税務署の言うがままに、鍋底までこそげ取るようにして大きな額を追徴されたのです。私が親からもらったリトグラフの絵にまで課税してゆきました。「こんなに一生懸命働いて税金もキチンと払ってきたのに、世の中はおかしなものだ」と夫は大変憤慨していました。税務についても勉強しなければと思い、日本経営（当時菱村会計）のセミナーに参加して小池由久さんと出会い、私たちに未来の光が見えてきたように思いました。

〈旧佐藤病院（現佐藤医院）の増築〉

病院増築のために少なからぬ借金をした後に、バブル経済が到来しました。利息が7%、8%と上昇し、銀行のために働いているのかしら、と思う日々でした。

夫は、午前中は外来診療を昼過ぎまで行い、午後に手術と回診、その後夜診があり、救急がありで、体がどうなるのかと心配でした。しかし、忙しい月は収入が多く「借金が払える」と思うと夫には申し訳ないけれど、ありがたいと思っていました。

時には、手術が予定時刻になっても終わらず、3階（自宅）に上がってこない時は、どうなることかとハラハラドキドキでした。しかし同級生や大学の先生方が手術に来てくださった日は、終わった後3階のリビングで、お酒を飲み、私の手作りの料理を食べながら、オペラ「カルメン」のビデオを見たりして歓談しました。ほっとした幸せなひと時だったと思います。そして何よりこの大変な時に、全身全霊で支えてくださった看護師さんたちに心から深く感謝しています。

〈建物について〉

夫は、佐藤外科をはじめとして、いくつもの施設（現在25）を作ってきました。どの建物も設計の平面図から関わって、患者さんの利便性、スタッフの動線、そして建物とそれを取り巻く環境との調和を目指してきました。人や自然へのやさしい思いやりが感じられました。

新しい佐藤病院では、開けた土地に、借地のため100mもの長い進入路があり、そのさきにある淡いピンクの建物は、エジプトのハトシェプスト女王葬祭殿を思い出したといえば大変大袈裟ですが、私はとてもうれしく、外見も内容も今までより一段とランクアップしたように感じ、この先に続く明るい行き先を確信しました。

その後、要請に答える形で病院を継承したり、透析診療所、介護施設などを開設し徐々に地域に根付いてきたと思います。ここまで進めてこられたのは、病院のスタッフをはじめとして地域の皆様、日本経営、病院協会そして医師会の先生方など多くの方々の温かいご支援のお陰と深く感謝申し上げたいと存じます。

そして、私がどんな場面に遭遇しても迷うことなくついてこられたのは、夫が名前のように真っすぐで、透明性のある考え方を貫いてゆくことを信じていたからだと思います。

もう少し、この大きな鳥の翼に乗っていられたら幸せです。

巻末付録

美杉会グループ沿革・法人概要

美杉会グループ沿革

年号	佐藤眞杉・美杉会グループの出来事	周囲の出来事
１９３６（昭和11）年	静岡県清水市入江町に生まれる	
１９３８（昭和13）年		厚生省（現厚生労働省）設置 国家総動員法施行、結核患者急増
１９３９（昭和14）年	一家で支那の青島に渡る	
１９４１（昭和16）年		太平洋戦争が始まる
１９４２（昭和17）年	幼稚園に入園	ドーリットル空襲の被害を受ける
１９４３（昭和18）年	清水市立国民学校に入学	
１９４４（昭和19）年	妹と二人きりで疎開	
１９４５（昭和20）年		ポツダム宣言受諾。終戦（８月15日）
１９４６（昭和21）年	清水市立入江小学校に転校	日本国憲法公布
１９４７（昭和22）年		日本国憲法施行。第１回国会開会 ペニシリン一般病院にも配給
１９４９（昭和24）年	静岡大学附属中学校に入学	日本胸部外科学会創立 身体障害者福祉法公布
１９５０（昭和25）年		胃カメラの開発成功（医療機械国産化）

１９５１（昭和26）年		世界保健機関正式加盟
１９５２（昭和27）年	静岡大学附属中学校を卒業 静岡県立清水東高等学校に入学	血液銀行（血液センター）創設
１９５３（昭和28）年		人工呼吸器が臨床に導入 日本ウイルス学会設立 水俣病発生
１９５５（昭和30）年	静岡県立清水東高等学校を卒業	
１９５７（昭和32）年	京都大学医学部に入学	人工内臓研究会設立
１９５９（昭和34）年		皇太子殿下御成婚、テレビ中継（視聴者推定１５００万人）
１９６０（昭和35）年		日米相互協力および安全保障条約など、ワシントンで調印 テレビのカラー放送開始 知的障害者福祉法公布
１９６１（昭和36）年		四日市喘息発生
１９６２（昭和37）年		日本エム・イー学会設立（検査の自動化） 国立がんセンター（２０１０年「国立がん研究センター」に名称変更）創設
１９６３（昭和38）年	京都大学医学部を卒業 佐久総合病院でインターン	

1964（昭和39）年	京都大学病院外科で1年間研修医に	東海道新幹線開業
	香川県三豊総合病院へ赴任	東京オリンピック開催
1965（昭和40）年		国立小児病院開設
1966（昭和41）年	財団法人田附興風会医学研究所 北野病院に勤務	日本の総人口が1億人を突破
1968（昭和43）年	京都大学第二外科教室に入局 大学紛争で研究室封鎖	
1969（昭和44）年		東名高速道路全通
1970（昭和45）年		日本万国博覧会（大阪万博）開催
		心身障害者対策基本法（現障害者基本法）公布、光化学スモッグ発生（公害）
1972（昭和47）年		あさま山荘事件
1973（昭和48）年	ドレスデンの国際学会で発表	老人医療無料化
1974（昭和49）年		戦後初のマイナス成長 国立公害研究所発足
1975（昭和50）年	京都大学空手道叡空会幹事長を務める（〜1982（昭和57）年まで）	第二次ベビーブーム、国保：高額療養制度の完全実施
		東京女子医科大学に国産第一号のCT設置

1977（昭和52）年		平均寿命世界一になる（男性72・69歳、女性77・95歳） 国立循環器病センター開院
1978（昭和53）年		世界初の体外授精児誕生、ショートステイ制度化 新東京国際空港（現成田国際空港）開港
1979（昭和54）年	有床診療所を開設	国立身体障害者リハビリテーションセンター（2008年「国立障害者リハビリテーションセンター」に名称変更）開設 デイサービスの制度化
1981（昭和56）年		神戸市でポートピア'81が開幕
1982（昭和57）年	佐藤病院開設（45床） 有床診療所廃止	
1983（昭和58）年		日本で初めての対外受精児（試験管ベビー）誕生
1984（昭和59）年		筑波大で日本初の膵腎同時移植
1986（昭和61）年		男女雇用機会均等法施行 老人保健施設創設
1987（昭和62）年		国鉄民営化
1988（昭和63）年	佐藤病院 120床に増床	青函トンネル開通 後天性免疫不全症候群の予防に関する法律（エイズ予防法）成立

1989（平成元）年		日本初の生体部分肝移植（島根医大）（肝臓移植） 「ベルリンの壁」崩壊
1990（平成2）年	佐藤病院　在宅医療開始	日本人初の宇宙飛行（秋山豊寛） 大阪にて花の万博開催
1991（平成3）年		バブル経済崩壊
1992（平成4）年	日本外科学会認定医	「老人訪問看護ステーション」創設
1994（平成6）年	佐藤病院　訪問リハビリ開始 第1回モニター会制度発足 大阪府病院協会常任理事 枚方市医師会理事	関西国際空港開港
1995（平成7）年	医療法人美杉会設立 美杉会訪問看護ステーションまきの開設	阪神・淡路大震災発生M7・3　震度7 ADA欠損症男児に対して日本初の遺伝子治療（北大）
1996（平成8）年	美杉会訪問看護ステーションくずは開設 佐藤クリニックまきの開設（透析機器30台）	らい予防法廃止（ハンセン病）、日本初の生体小腸移植を実施（京大） O157による世界最大規模の食中毒発生
1997（平成9）年		臓器移植法成立、日本臓器移植ネットワーク発足

1998（平成10）年	介護老人保健施設美杉開設（入所100床、通所30人）	長野冬季オリンピック開催
	美杉会訪問看護ステーション星ヶ丘開設	日本初の生体肺移植を実施（岡山大）
1999（平成11）年	佐藤病院（財）日本医療機能評価機構より認定	臓器移植法施行後初の脳死による臓器移植を実施（脳死・臓器移植問題）
	美杉会配食サービス開始	厚生省、電子カルテを正式な診療録として承認
	美杉会ホームヘルパー2級養成事業所開設	低用量ピル（経口避妊薬）承認発売 厚生省、結核緊急事態宣言
2000（平成12）年	佐藤クリニックくずは開設（透析機器40台）	日本初の脳死肺移植（大阪大・東北大）、肝臓のドミノ移植（京大）を実施
	美杉会訪問ホームヘルパーステーションまきの・くずは・星ヶ丘開設	厚生省、夫婦間外の体外受精容認
	美杉会訪問入浴センター開設	介護保険スタート
	美杉会居宅介護支援事業所5カ所開設	
	大阪府私立病院協会会長	
2001（平成13）年	グループホーム美杉開設（2ユニット・18人）	9・11アメリカ同時多発テロ発生
		日本初の代理母による出産、波紋をよぶ

2002（平成14）年	介護老人保健施設美杉入所150床、通所100人に増築 在宅介護支援センター美杉（地域型）開設 佐藤病院　新築移転 佐藤医院開設（有床診療所、19床）（旧佐藤病院） 日本医師会代議員	2001年の保健婦助産婦看護婦法の改正により「看護婦」の名称が「看護師」に変更
2003（平成15）年	社会福祉法人美郷会設立 第1回地域医療懇談会開催 佐藤医院　透析センター開設（透析機器20台） 佐藤医院　デイケアセンターみすぎ開設（40人） 特別養護老人ホーム美郷開設（90人、内ショートステイ20人）（併設）デイサービスセンター美郷（20人）グループホーム美郷開設（1ユニット・9人）	SARSが世界的に流行

2004（平成16）年	美杉会訪問看護ステーションまきの、くずはを統合 美杉会訪問ホームヘルパーステーションまきの、くずはを統合 美杉会訪問看護ステーションひらかた開設 美杉会訪問ホームヘルパーステーションひらかた開設 枚方市医師会代議員議長 日本病院会常任理事 日本外科学会認定指導医	日本初の膵島細胞移植を京都大学病院が実施 神戸市の産婦人科医が学会に無申請で着床前診断を実施したことが発覚、生命倫理をめぐり議論をよぶ
2005（平成17）年	日本病院会副会長	JR福知山線脱線事故（JR尼崎脱線事故） 鳥インフルエンザの感染が判明 日本で初めて国産人工心臓の手術を東京女子医科大学病院で実施
2006（平成18）年	前川診療所開設（有床診療所、19床） 特別養護老人ホーム美来開設（90人、内ショートステイ10人）（併設）デイサービスセンター美来（20人）	京都大学再生医科学研究所の教授山中伸弥らが人工多能性幹細胞（iPS細胞）作製に成功

2006（平成18）年	美来診療所開設 佐藤病院　DPC対象病院として承認 佐藤医院　在宅療養支援診療所承認 医療法人加樟会　経営支援（グループ化） 佐藤病院　入院基本料7対1承認	
2007（平成19）年	有料老人ホーム美華開設（介護付・100人） 佐藤病院屋上緑化（大阪府ヒートアイランド対策促進事業） さくら介護ショップ開設	国民投票法が成立 新潟県中越沖地震
2008（平成20）年	医療法人加樟会を医療法人美盛会（びせいかい）名称変更	リーマンショック ノーベル賞で日本人4人が受賞

２００９（平成21）年	医療法人美杉会創業30周年 小規模多機能ホームみらい開設（利用定員25人） 医療法人美杉会　国税庁より特定医療法人の承認 男山病院開設（２１２床）関西医科大学より継承 枚方市地域包括支援センター美郷会開設 男山病院二次救急病院認定	裁判員制度スタート
２０１０（平成22）年	男山病院病床数変更（１９９床） 男山病院透析室新設（透析台数20台）	ｉＰＡＤ発売
２０１１（平成23）年	有料老人ホームフィオーレ美杉開設（介護付・80室） 美杉会健診センター開設 小規模特別養護老人ホームくずは美郷開設（29人）（併設）ショートステイセンターくずは美郷（20人）デイサービスセンターくずは美郷（20人）	東日本大震災　Ｍ９・０ 国内観測史上最大の巨大地震発生 円相場　戦後最高値の75円台に 世界人口が70億人突破

2012（平成24）年	有料老人ホームまきの美郷開設（介護付・90室）（併設）小規模多機能ホームまきの美郷（利用定員25人）	京都大学の山中伸弥教授が「iPS細胞」の作成でノーベル医学・生理学賞を受賞
	特別養護老人ホーム美来居宅介護支援事業所開設	
	男山病院居宅介護支援事業所開設	
	前川診療所　美杉会法人化	
	八幡市地域包括支援センター美杉会開設	
	男山病院新1号館（外来、検査、病棟×2）竣工（一般病棟144床・回復期リハビリ病棟55床）	
	大阪府病院厚生年金基金理事長	
2013（平成25）年	佐藤病院　ノバリスTX（リニアック）による放射線治療開始	富士山が世界文化遺産に登録される
	サービス付き高齢者向け住宅フルール東山開設（80戸）	

	美杉会訪問看護ステーション星ヶ丘をまきのに統合（サテライト化）	
	男山病院（財）日本医療機能評価機構より認定	
2014（平成26）年	社会医療法人美杉会 近畿厚生局より社会医療法人の承認	青色LEDを開発した『赤崎氏、天野氏、中村氏』の3名がノーベル物理学賞受賞
	男山病院新2号館（手術室、3病棟、デイケア等）使用開始（一般病棟127床・回復期リハビリ病棟47床・緩和ケア病棟25床）	
	佐藤病院前立腺レーザー治療開始	
	佐藤病院肺外科開始	
	美杉会訪問看護ステーション男山開設	
	美杉会ホームヘルパーステーション男山開設	
	男山病院リニューアル完了（エスカレーター棟・駐車場）	

2014（平成26）年	サービス付き高齢者向け住宅フルール長尾開設（100戸） （併設）デイサービスセンターフルール長尾（50人） ショートステイセンターフルール長尾（20人） 美杉会訪問看護ステーション長尾出張所 美杉会ホームヘルパーステーション長尾 フルール長尾ケアプランセンター	17年ぶりに消費税増税。8％に 西アフリカでエボラ出血熱拡大
2015（平成27）年	佐藤病院　大阪府がん診療拠点病院認定 小規模特別養護老人ホームくずは西美郷開設（29人） （併設）ショートステイセンターくずは西美郷（20人） デイサービスセンターくずは西美郷（30人） みのやま病院 経営支援（グループ化）	大村智さんがノーベル医学・生理学賞、 梶田隆章さんがノーベル物理学賞を受賞

	特別養護老人ホーム美郷居宅介護支援事業所開設（佐藤病院より移設） サービス付き高齢者向け住宅フルール田ノ口開設（71戸）（併設）デイサービスセンターフルール田ノ口（30人）	18歳選挙法成立 マイナンバー制度導入
2016（平成28）年	高齢者複合施設向島美郷開設 サービス付き高齢者向け住宅フルール向島開設（80戸） 特別養護老人ホーム向島美郷開設（29人）（併設）ショートステイセンターフルール向島美郷（20人）デイサービスセンターフルール向島美郷（50人）小規模多機能ホーム向島美郷（利用定員25人）美郷会ホームヘルパーステーション向島美郷フルール向島ケアプランセンター	熊本地震 現職の大統領として初めてオバマ大統領が広島を訪れる

	みのやま病院開設 佐藤病院電子カルテ導入 美樟苑ケアプランセンター開設	
2017（平成29）年	ケアハウス楠葉新生園開設（30人）　社福）イエス団より事業継承 男山病院電子カルテ導入 特別養護老人ホームかたの美来開設（29人）（併設）ショートステイ（10人）、デイサービス（18人）、街かどデイハウス（10人） 京都大学空手道叡空会会長に就任	毒針もつヒアリ、国内で初めて確認 九州北部で記録的豪雨
2018（平成30）年	大阪病院企業年金基金理事長	

■■美杉会グループ　法人概要

1．社会医療法人 美杉会

○佐藤病院（一般１２０床・７対１・ＤＰＣ・大阪府がん診療拠点病院・日本医療機能評価機構認定病院）

○男山病院（一般１９９床・７対１・ＤＰＣ・内、回復期リハビリ47床・緩和ケア25床・日本医療機能評価機構認定病院）

○みのやま病院（障害者施設等入院基本料（10：１）50床・在宅療養支援病院・人工透析30ベッド・通所リハビリ定員29人）

○佐藤医院（有床診療所19床・在宅医療部・人工透析38ベッド・通所リハビリ定員45人）

○佐藤クリニックまきの（人工透析30ベッド）

○佐藤クリニックくずは（人工透析40ベッド）

○前川診療所（有床診療所19床、小児科・耳鼻咽喉科・皮膚科）

○美杉会健診センター

○介護老人保健施設美杉（入居定員１５０人・通所リハビリ定員１００人）

・美杉会訪問入浴センター　・グループホーム美杉（2ユニット・定員18人）
○美杉会訪問看護ステーション4カ所（まきの・星ヶ丘出張所・長尾出張所・男山）
○美杉会ホームヘルパーステーション4カ所（まきの・星ヶ丘・男山・長尾）
○居宅介護支援事業所5カ所（男山病院・老健美杉・まきの・星ヶ丘・フルール長尾）
○美杉会配食サービス
○美杉会介護職員初任者研修講座
○有料老人ホームフィオーレ美杉（介護付・入居定員80人）
○八幡市地域包括支援センター美杉会

2．社会福祉法人 美郷会

○特別養護老人ホーム美郷（入居定員70人・ショートステイ定員20人）
・デイサービスセンター美郷（定員45人）
・グループホーム美郷（1ユニット・定員9人）
・特別養護老人ホーム美郷　居宅介護支援事業所
○特別養護老人ホーム美来（入居定員80人・ショートステイ定員10人）

・デイサービスセンター美来（定員45人）　・美来診療所（内科外来診療のみ）
・特別養護老人ホーム美来　居宅介護支援事業所
・小規模多機能ホームみらい（登録定員25人）
〇有料老人ホーム美華（介護付・入居定員100人）
〇枚方市地域包括支援センター美郷会
〇小規模特別養護老人ホームくずは美郷（入居定員29人）
・ショートステイセンターくずは美郷（定員20人）
・デイサービスセンターくずは美郷（定員25人）
〇小規模特別養護老人ホームくずは西美郷（入居定員29人）
・ショートステイセンターくずは西美郷（定員20人）
・デイサービスセンターくずは西美郷（定員16人）
〇特別養護老人ホームかたの美来（入居定員29人）
・ショートステイセンターかたの美来（定員10人）
・デイサービスセンターかたの美来（定員18人）
・街かどデイハウスかたの美来（定員10人）

○有料老人ホームまきの美郷（介護付・入居定員90人）
・小規模多機能ホームまきの美郷（登録定員29人）
○サービス付き高齢者向け住宅フルール東山（80室）
○サービス付き高齢者向け住宅フルール長尾（100室）
・ショートステイセンターフルール長尾（定員20人）
・デイサービスセンターフルール長尾（定員40人）
○サービス付き高齢者向け住宅フルール田ノ口（71室）
・デイサービスセンターフルール田ノ口（定員18人）
○高齢者複合施設向島美郷
・サービス付き高齢者向け住宅フルール向島（80人）
・特別養護老人ホーム向島美郷（入居定員29人）
・小規模多機能ホーム向島美郷（登録定員25人）
・ショートステイセンター向島美郷（定員20人）
・デイサービスセンター向島美郷（定員40人）
・美郷会ホームヘルパーステーション向島　・フルール向島ケアプランセンター

○ケアハウス楠葉新生園（入居定員30人）

3．医療法人　美盛会

○介護老人保健施設美樟苑（入所定員150人・通所リハビリ定員70人）

・グループホームくすのき（1ユニット・定員9人）

・美樟クリニック（有床診療所19床）　・美樟苑ケアプランセンター

4．有限会社エス・エイチ・エス

○さくら介護ショップ（男山病院売店）

美杉会グループ（全体）

・職員数：2286人（非常勤含む）［平成30年4月1日現在］

・事業所数：69事業所（27施設）

・入院ベッド数等：1804（内訳：医療426床・介護1047床・住戸331戸）

・医業収入：193億2166万円［平成29年度］

著者プロフィール

佐藤　眞杉（Masugi Satoh）

1936年、静岡県生まれ。63年、京都大学医学部卒業後、同大学医学部外科学教室、財団法人田附興風会医学研究所北野病院勤務を経て、79年、大阪府枚方市に有床診療所を開設。82年、有床診療所を増床し、佐藤病院を開院。現在、社会医療法人美杉会、社会福祉法人美郷会理事長。大阪府病院企業年金基金理事長、大阪府私立病院協会名誉会長、日本病院会名誉会員、日本医療経営機構理事、日本医療経営実践協会理事。

自伝による美杉会グループの歩み
地域の医療と介護の未来へ

2019年1月31日　初版第1刷発行

著　　者　佐藤　眞杉

発 行 者　林　諄

発 行 所　株式会社日本医療企画

〒101-0033 東京都千代田区神田岩本町 4-14
神田平成ビル
TEL　03-3256-2861（代）　FAX　03-3256-2865
http://www.jmp.co.jp

印 刷 所　創栄図書印刷株式会社

ブックデザイン　株式会社バリューデザイン京都

ISBN978-4-86439-784-1　C0095